医療の質向上＆
指導監査・第三者機能評価のための

電子
カルテ版

診療記録
監査
の手引き

診療部・看護部・診療技術部・事務部の
諸記録——「監査点検表」

［編著］
飯田修平／柳川達生

［ 著 ］
練馬総合病院 診療記録監査プロジェクト

医学通信社

はじめに

　故武見太郎氏（元日本医師会会長）は「医療は医学の社会的適用である」と定義しました。すなわち，医療・診療は，医学と科学技術に基づいて，社会生活する患者・利用者の心身の障害，および，その危惧に対応するものです。医学と科学技術が急速に進展し，医療はきわめて高度かつ複雑になっています。しかし，患者・利用者の状態や要望は一律ではなく多様であり，個別の情報に基づいた対応が必要です。

　国民・患者が，"医療の質向上は当たり前"であり，"医療は安全であるべき"と考えています。しかし，医療は，状態が変化する疾病や悩みを抱えた人に対する，侵襲行為，危険行為，不安全行為です。しかも，かつては治療困難あるいは対象外であった状態でも治療可能になり，リスクが高くなりました。適切に対応するためには，組織を挙げた継続的な，情報技術を用いた情報活用，医療の質向上，安全確保の努力が必須です。

　医療の質の基本的要素は，医療現場で発生する診療情報です。診療情報を適切に把握し，分析し，活用することが必要です。その前提として，適切な記録とその管理が必須です。診療情報管理が重要性を増しています。

　組織を挙げた診療情報管理・診療記録監査をするためには，診療情報管理士だけではなく，経営者（理事長・院長），診療部門（医師），診療技術部門，看護部門，事務部門も積極的に参画する必要があります。多職種が，適切に記録し，保管し，利用する体制を構築し，各人が，運用に重要な役割を積極的に果たさなければなりません。すなわち，組織を挙げた多職種協働作業が必要です。

　従来の診療情報管理は，診療情報管理士によるコーディングや診療記録の編綴，量的監査が主でした。しかし，診療情報管理のあり方が大きく変わりました。その理由は，二つあります。

　一つは，紙カルテからいわゆる電子カルテに急速に移行していることです。一口に電子カルテと言っても，電子化の段階は様々であり，病院ごとに異なります。

　二つは，前者に関連して，多様かつ大量の診療情報を記録し，蓄積していることです。情報社会では，情報を蓄積し，活用する組織あるいは個人のみが質を向上させ，存在価値を高めます。

　電子カルテにおける診療記録監査の病院ごとの報告が多数あります。しかし，標準的な監査方法は確立していません。その理由は，五つあります。

　一つは，電子カルテの様式や機能が，開発会社ごとに異なることです。

　二つは，しかも，病院ごとの独自の運用に合わせて特注（カスタマイズ）するので，電子カルテの様式と内容を標準化できないことです。

　三つは，院内監査では，病院独自の様式や内容（独自の点検表）でも支障がないからです。

　四つは，外部監査でも，監査する組織独自の方法（独自の点検表）でも支障がないからです。

　五つは，監査項目と方法を標準化する負荷に見合った自組織の効果を期待できないからです。

　筆者は，電子カルテの標準化，医療IT，診療情報管理，診療情報提供，診療記録監査等に係る事業に参画し，報告や出版を重ねてきました[1-9]。そのなかで，診療記録監査の標準化を目的にした『診療記録監査の手引き』[9]を出版しました。院内監査においても，監査項目と方法の標準化が必須であり，外部監査を受ける場合でも，同じ項目と方法で準備するべきと考えるからです。しかし，当時は，まだ，電子カルテの普及途上であり，主に紙カルテを対象にしました。電子カルテに特化した監査は次の課題として残しました。

4

　電子カルテの様式や機能は異なっても，診療記録に必要な項目と内容は共通です。特に，病院機能評価項目，行政の監査マニュアル等は同じです。電子カルテにおける標準的な監査方法，評価項目，評価の視点，評価の要素等をまとめた点検表がないので，自分たちで作成することにしました。2016年12月，院長特命プロジェクトとして，診療記録監査プロジェクトを設置しました。『診療記録監査の手引き』[9]，『医療安全管理体制相互評価の考え方と実際　規模別・機能別に適用できる標準的な相互評価点検表』[10]，『病院機能評価機能種別版評価項目＜ 3rdG:Ver2.0 ＞』[11]，行政の監査マニュアル等[12-15]を参考にして作成した，電子カルテにおける監査点検表を用いて内部監査し，改善あるいは運用を変更し，監査点検表を繰り返し改訂しました。

　監査点検表を改訂することは，診療に関するすべての運用を見直し，必要に応じて変更することです。運用の大幅な変更，帳票類の変更，新たな業務開始，情報システムの開発と変更等々です。毎月，早朝の会議と会議資料作成および監査の準備には多大な作業が必要でした。プロジェクトメンバーの貢献および全職員の協力に感謝します。

　本書は，診療記録監査プロジェクトの3年半の経過と成果をまとめたものです。当院独自の様式や内容もありますが，他病院と共通の項目と内容が大部分であり，病院の機能・規模にかかわらず，標準的に利用可能と考えます。自院の特性に合わせて用いるときには，4章，5章，10章が参考になると考えます。

　評価項目，各項目の評価の視点と要素，評価基準を標準化し，解説も加えて，評価のばらつきを最小化しました。内部監査と外部監査においても，同じ項目，同じ基準で実施できます。現在の診療記録における外部監査は，病院機能評価の認証と行政の監査・検査です。本書を用いて，認証・検査だけではなく，医療の質向上を目的に，自主的に内部監査し，次いで，病院相互で監査することを期待します。筆者らが推進している，医療安全管理体制地域連携の相互評価[10]の枠組みを参考にしています。

　医療現場でご利用いただき，ご意見をいただければ，改善の参考にさせていただきます。

　なお，出稿後および校正の段階（2020年8月）で，新たな制度変更等がありました。可及的に最新情報を参考にして校正しました。特に，小谷野圭子，小林裕子，宮原麻耶加の3氏には，ていねいな校正をしていただきました。

公益財団法人東京都医療保健協会　練馬総合病院　理事長・院長
医療の質向上研究所　所長
飯田　修平

【編著】

飯田　修平　公益財団法人東京都医療保健協会 練馬総合病院　理事長・院長
　　　　　　医療の質向上研究所　所長

柳川　達生　公益財団法人東京都医療保健協会 練馬総合病院　副院長
　　　　　　医療の質向上研究所　主任研究員

【執筆】

公益財団法人東京都医療保健協会 練馬総合病院　診療記録監査プロジェクト構成員

(執筆順)

飯田　修平　（理事長・院長／医療の質向上研究所　所長）
小谷野圭子　（質保証室室長／医療の質向上研究所　研究員）
小林　裕子　（質保証室／医療の質向上研究所　庶務担当主任）
柳川　達生　（副院長／医療の質向上研究所　主任研究員）
宮原麻耶加　（医療情報管理室）
福本　和美　（看護師長）
永田千香子　（看護主任）
伊藤　鹿島　（循環器内科科長）
稲川　恵　（放射線科係長）
金内　幸子　（薬剤科科長）
佐久間貴裕　（麻酔科科長）
山﨑　勝巳　（検査科科長代行）
大澤　竜太　（リハビリテーション科係長）
高野　典子　（医師事務作業補助主任）
望月　薫　（医事課主任）
髙梨　徹雄　（医事課課長）
吉田　恵　（看護副部長）

(執筆者以外)

佐藤　松子　（看護部長）
阿部　哲晴　（事務長代行）

(所属・役職名は執筆当時)

6

目　次

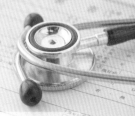

序章

本書の特徴と使い方

1．本書の特徴

　標準的診療記録監査点検表の特徴は三つある。

　一は，電子カルテに対応した標準的診療記録監査点検表を目指していること。

　二は，自己（内部）評価と他者（外部）評価に共通（標準的）の点検表であること。

　多様な目的に対応するために，共通の評価項目・評価の視点・評価の要素・評価基準を設定し，解説を加えた。目的や評価者（監査者）によるばらつきをなくすことができる。

　三は，自己評価を主体に考えるので，可及的に他動詞能動態を用いること。

　多くの評価表の文章は，他動詞受動態または自動詞である。○○されている，○○がなされている，○○である，○○となっている——等々である。「他者評価（監査）」の「評価（監査）者」の視点で，「被評価（監査）組織」を評価することが目的だからである。そもそも業務は，担当者が能動的に行うものである。本書は，自己評価を主体に考え，当事者意識をもつように，他動詞能動態を用いた。したがって，自分が体制を構築し，業務を計画し，遂行し，評価する主体である。さらに他病院との相互評価を目指している。

　当院の当初の点検表も，他動詞受動態または自動詞であった。本書執筆を契機に，他動詞能動態とした。

　本書に先立つ，『医療安全管理体制相互評価の考え方と実際　規模別・機能別に適用できる標準的相互評価点検表』[10]と同じ考え方に基づいて，本書を執筆した。

2．本書の使い方

　外部監査（評価）には，法定監査と任意監査（評価）がある。また，任意ではあるが認証のための監査がある[11]。外部監査に適切に対応するためには，目的に合致した評価項目，視点，要素，基準に基づいて，事前に内部監査して，問題点を改善する必要がある。

　内部監査にも，組織全体を対象にする場合と，特定の調査あるいは検討のために，対象を絞って実施する場合がある。いずれの場合も，監査チームと各部署責任者あるいは担当者の評価を比較検討することが重要である。それぞれの立場で評価し，立場の違いによる評価の違いを明確にする。これにより他部署・他職種の実態を理解し，また，他部署・他職種が評価した自部署・自職種の評価を理解できる。

　評価（監査）の目的が法定あるいは認証であり，受身であっても，自己評価は主体的にするものである。自己評価と他者評価を比較し，問題点を発見し，質向上の契機とすることの意義はきわめて大きい。

　医師の記録に限定した「診療録」ではなく，診療記録は多職種が関与する医療の基本情報であり，詳細な業務記録でもある。したがって，診療記録監査は医療機関の診療業務全体の監査とも言える。診療記録監査を継続することにより，継続的質向上，結果として，業務革新に繋げることができる。

　「はじめに」にも述べたが，本書に紹介する内容には練馬総合病院独自の仕組みもある（例えば，輸血業務システムなど）。しかし，記録する書式の違いはあっても，評価項目・視点・要素は同じである。

第1章

診療記録監査に関する用語の定義

　物事を考えるには，その目的・意義と方法の共通認識が必要である。その前提として，用語を定義し共通認識をもつ必要がある。分野が異なればもちろんのこと，分野が同じでも，状況，立場や考え方により，同じ用語を用いても，定義が異なる場合が多いからである。

　以下に，診療記録監査に関係する用語を定義する。

1．診療に関する諸記録等

① 診療録（資料1参照）

　（狭義の）診療録とは，医師が診療に関する事項を記載すべきものとして，医師法第24条および保険医療機関及び保険医療養担当規則（療養担当規則）第8条，第22条等に規定されている。その記載事項は，医師法施行規則第23条に規定されている。

② 診療情報

　診療情報とは，診療の過程で，患者の身体状況，病状，治療等について，医師またはその指揮・監督下にある医療従事者が知り得た主観的，客観的情報である（日本医師会の診療情報の提供等に関する指針[3]）。記録されているか否かを問わない。多くの診療情報は，診療記録として病院が保管する。

③ 診療記録（資料1参照）

　診療記録とは，（狭義の）診療録，処方箋，手術記録，看護記録，検査所見記録，エックス線写真，紹介状，退院した患者に係る入院期間中診療経過の要約，その他の診療の過程で患者の身体状況，病状，治療等について作成，記録又は保存された書類，画像等の記録をいう。

　すなわち，診療記録とは，医師法第24条の規定にかかわらず，診療に関する事項を記録した諸記録をいう。医師のみならず，診療に関する看護師，検査技師，放射線技師，薬剤師等による諸記録を含む。

　医師が作成した狭義の診療録のみを，他の記録と区別して保存していることは実際にはなく，通常，狭義の診療録は診療記録の一部として保存されている。

④ 診療に関する諸記録（資料1参照）

　診療に関する諸記録とは，医療法施行規則第21条，第22条に規定されるものをいう。

　診療録，診療に関する諸記録は保存期間が規定されており，診療録は5年間（医師法第24条），診療に関する諸記録は2年（医療法施行規則第21，第22条），保険診療による場合は3年間（療養担当規

則）である。

⑤ ● 電子カルテ

　電子カルテとは，一般には電子化した診療記録をいう。英語表記では，Electronic Medical Record（EMR）である。しかし，電子カルテを，1）電子医療記録（EMR），2）電子健康記録（EHR：Electronic Health Record），3）個人健康記録（PHR：Personal Health Record）のいずれの意味にも用いる場合があり，混乱している[2,3]。

　「医療情報システムの安全管理に関するガイドライン第5版」[16]に規定される電子保存の3原則を遵守する必要がある（第2章，資料2参照）。

1）電子医療記録（EMR）

　診療記録を電子化したものであり，一般には，電子カルテと呼ぶ。

　開発会社ごと，医療機関ごとの独自の様式と機能であり，以下の2），3）の実現のためには，2），3）の標準的様式，項目に合わせてデータを変換する必要がある。すなわち，データの相互運用性が必須である。

2）電子健康記録（EHR）

　様式，項目等を標準化し，患者の診療情報を医療機関の間で共有可能にしたもの。

　情報漏洩対策が必須である。

　総務省は，『平成24年版 情報通信白書』[19]において，医療情報連携基盤をElectronic Health Record（EHR）と訳している。

3）個人健康記録（PHR）

　病院や薬局ごとに保存・保管している個人の医療データを，患者自らが管理できるようにしたもの。電子媒体で携帯する場合と，クラウドに上げて利用する場合がある。情報漏洩対策が必須である。

2．監査に関する用語

① ● 監査（Audit）

　監査とは，（業務の執行や会計・経営などを）監督し検査すること。

　監査とは，行為または業務もしくは財産の状況の見直しを前提に，あらかじめ定められた方法，基準，評価項目に基づいて観察・点検して，その正否，当否または適否を判定すること。

② ● 検査（Inspection）

　検査とは，基準に照らして，異常の有無や適・不適を調べること。

　法令または契約に基づく，監督的立場にある者が行う業務検査，会計検査，対象となる物やサービスの品質，規格，等級等を確認する品質検査等がある。

③ 調査(Survey)

　調査とは，特定の目的のもとに，特定の事項や問題について，事実や真相または不明確な点を明らかにすること。

④ 点検(チェック)(Inspection)

　点検とは，一つひとつについて検査すること。

⑤ 検証(Verification)

　検証とは，目的物の性質・形状などについて，証拠となる資料を得ること。

⑥ 評価(Assess・Evaluation)

　評価とは，事物や人物の善悪・適否などを判断して決めること。したがって，評価の基準が必要である。

⑦ 考課(Evaluation)

　考課とは，仕事ぶりや成績を調査して報告すること。

⑧ 考査(Examination)

　考査とは，（能力や性格などを）調べて判断すること。

第 2 章

診療記録の要件

1. 診療記録の要件

診療記録の要件は，以下のとおりである。
① 法令，ガイドライン等を遵守すること。すなわち，規定の様式・内容とすること。
② 実施した医療を，標準的様式で，必要項目を，正確かつ適切に記述すること。
③ 情報開示請求に応えうる内容とすること。

医療機関は，患者・患者家族・医療従事者等の個人情報の開示請求に対応し，また，外部と診療情報をやりとりしている。

個人情報保護法に基づいて，個人情報の適切な管理が要求される。また，診療情報の開示（いわゆる，カルテ開示）を求められたときには，適切に対応する必要がある。診療情報開示に耐え得る診療記録の整備が必須である[4,5]。

2. 電子カルテの要件

電子カルテの要件は，上記に加えて，下記項目がある。
④ ①に関連するが，厚生労働省「医療情報システムの安全管理に関するガイドライン第5版」[16]で規定する電子保存の要求事項は，真正性，見読性，保存性の確保の3つである（資料2参照）。
　本ガイドラインは保存システムだけではなく，医療に関わる情報を扱うすべての情報システムと，それらのシステムの導入，運用，利用，保守および廃棄に関わる人または組織を対象としている。ただし，「7 電子保存の要求事項について」，「8 診療録及び診療諸記録を外部に保存する際の基準」，および「9 診療録等をスキャナ等により電子化して保存する場合について」は対象となる文書等が一部限定されている。
⑤ 情報の相互運用性を確保すること：相互運用性の確保は，EHR，PHR，地域連携等で情報連携する場合の条件である。院内においても，多くの情報システムを利用しており，それらを有機的に接続して活用するためには，相互運用性の確保が必要である。
⑥ 外部保存に関するセキュリティ対策
⑦ 医療機関等における情報セキュリティマネジメントシステム（ISMS：Information Security Management System）の実践：一般に，品質規格・マネジメント規格は，法的規制ではない。しかし，ISMS は厚労省が「医療情報システムの安全管理に関するガイドライン第 5 版」[16]で規定しているので遵守する必要がある。
⑧ 民間事業者等が行う書面の保存等における情報通信の技術の利用に関する法律[20]およびこの法律に関する厚労省省令[21]の遵守：診療記録の管理面，すなわち，電子保存，外部保存，セキュリティ対策等の法令やガイドラインの遵守状況はきわめて重要である。しかし，本書の目的ではないので，本節の記述にとどめ，本書の監査項目から除外した。詳細は別の機会に検討することとした。

第 **3** 章

診療記録監査

1. 診療記録監査とは

　診療記録監査とは，第1章で定義した診療記録を監査すること。すなわち，医師法第24条が規定する"診療録"を含む，診療に関する諸記録を監査することである。医療法施行規則や病院機能評価では，病院日誌や診療記録の管理資料等も含むが，本書では管理資料は監査の対象外とする。

　監査の種類には，会計監査と業務監査[*1]，内部監査と外部監査[*2]，法定監査と任意監査[*3]，量的監査と質的監査[*4]等がある。診療記録監査は業務監査の一部である。

[*1] **会計監査と業務監査**

　会計監査：組織の会計報告を監査すること

　　　　　　会計監査の目的は会計報告における重大な虚偽を排除することである。同時に，自組
　　　　　　織の会計状況に間違いがないことを外部に向けて証明してもらうための機会になる。

　業務監査：組織の会計以外の諸業務活動を監査すること

　　　　　　組織活動の合理性・効率性・妥当性などを判定する。

[*2] **内部監査と外部監査**

　内部監査：組織の内部の監査人が監査すること

　　　　　　業務監査においては，内部監査人が行うことが多い。

　外部監査：組織の外部の監査人が監査すること

　　　　　　会計監査においては，公認会計士，または監査法人が行う。

[*3] **法定監査と任意監査**

　法定監査：法令等の規定によって義務付けられているもの

　　　　　　医療においては，独立行政法人，地方独立行政法人，国立大学法人・大学共同利用機
　　　　　　関法人，公益社団・財団法人，一般社団・財団法人，社会福祉法人，医療法人の監査
　　　　　　が該当する。

　　　　　　医療における健康保険法に基づく監査は，診療内容および診療報酬請求に不正または
　　　　　　著しい不当があったことを疑うに足る理由があるときに行われる。

　　　　　　厚生局による適時調査は，いわゆる"監査"であるが，"調査"と呼ぶ。

　任意監査：法定監査以外の監査をいう。文字どおり"任意"の監査は以下の1. である。

　　　　　　1. 被監査組織が経理の適正化等の理由から監査を自発的に受ける場合
　　　　　　2. 第三者が被監査組織の財務諸表や収支計算書の適性を評価するために監査を義務
　　　　　　　付ける場合
　　　　　　3. 第三者が被監査組織への信用供与の条件として監査を義務付ける場合

[*4] **量的監査と質的監査**

　量的監査：診療記録・関連書類およびその記録もれの有無を監査すること

　　　　　　　形式監査ともいう。
　　質的監査：診療記録などと診療内容との整合性・適正性を監査すること
　　　　　　　内容監査ともいう。

2．監査の目的

　診療記録監査の目的は，診療記録の内容を監査し，診療記録管理体制を再構築し，不備を整備し，医療の質向上を図ることである。

3．監査の意義

　監査の意義は，下記に示すとおりである。

① 診療記録の充実

　多職種が記録あるいは入力し，参照し，情報共有し，医療の質向上に資するだけではなく，その他の管理資料の基礎とするように，専門用語や外国語に固執せず，適切でわかりやすい表現で記録あるいは入力することが，診療記録の目的を果たすことになる。院内で略語を定める必要がある。
　診療記録の目的は以下のとおりである。
　　1）診療，教育，研究及び統計的調査資料
　　2）病院経営の管理資料
　　3）法律上の訴訟資料
　　4）患者の診療情報開示請求への対応
　　5）第三者的支払者（各種保険会社等）の内容照会への対応
　　　　　　　　　　　　　　（参照　「診療情報管理」立ち上げの手引き　東京都病院協会）

② 診療記録の問題点の抽出

　診療記録に記載すべき事項から，行われた医療行為等の記録もれや記録不十分な箇所などを把握し，その要因を抽出して，改善の資料とする。

③ 改善策の提案

　監査により記録もれ・記録不十分を発見した場合は，具体的事項を特定して調査し，そこから抽出した問題点を関連部署に報告することで，具体的な改善策を検討・提案する。

④ 医療の質向上・維持

　診療記録監査を継続し，診療記録の開示や臨床研究・疾病分類等に対応して，診療記録の質を担保し，医療の質向上・維持につなげる。

⑤ 外部監査等の対策

　本監査点検表は，病院機能評価の評価項目[11]の一般病院1　3rdG：Ver.2.0，一般病院2　3rdG：Ver.2.0，一般病院3　3rdG：Ver.2.0，東京都病院自主管理チェックリスト（令和2年度）[12]，の項目の基準に合わせ，監査点検表内にそれぞれの点検項目に該当する番号を示した。番号を記入してある項目を重点的に監査することで，病院機能評価，適時調査[14]，立入検査[15]等の外部監査への事前準備が可能である。

　病院機能評価の評価項目では，一般病院1と一般病院2は一部項目以外は同じである。また，一般病院2と一般病院3は同じ項目であるが，要求水準が異なる。特殊の項目以外は，一般病院1あるいは一般病院2に準じてよい。

　一般病院のほかに，リハビリテーション病院，慢性期病院，精神科病院，緩和ケア病院の種別がある[11]。

　2019年10月から，病院機能評価（高度・専門機能）救急医療・災害時の医療 Ver.1.0 と病院機能評価（高度・専門機能）リハビリテーション（回復期）Ver.1.0 の運用が開始された[22]。

　本書では，一般病院1と一般病院2を主な対象としている。それ以外の種別の病院においては，特殊な項目と水準を考慮いただければ，十分活用できると考える。

4．監査項目

　監査項目は，大項目22，小項目119である。

　大項目は，診療に関係する多職種の業務を22に区分し，大項目をさらに小項目に区分した。小項目ごとに評価の視点（何をなすべきか）と評価の要素（具体的行動：何をしているか実績を確認する）を記述し，評価を標準化する基準とした。さらに，解釈がばらつかないように，詳細な解説を加えた（詳細は，「第6章　監査点検表」参照）。

　小項目ごとに，病院機能評価項目と行政の検査・調査に対応する内容を付記し，院内体制整備の参考とした。

5．監査方法

　本節では，監査方法の概要を解説し，運用方法の詳細は第4章実施要領で解説する。

　以下の，①内部監査，②外部監査，③相互監査のいずれにおいても，同じ点検表（評価項目，評価の視点，評価の要素，評価基準）で実施する事が必要である。

① 内部監査

　多職種からなる診療記録監査チームを編成し，量的監査，質的監査ともに，定期的に実施する。また，診療記録監査チームに限らず，特定の目的に限定した項目を，診療情報管理室，医師事務作業補助室，質保証室，担当者・チーム等がそれぞれ監査する。

② 外部監査

　病院機能評価，立入検査，適時調査，医療事故調査制度に基づく調査等がある。

　外部監査を受ける前に，自院で内部監査する事が重要である。内部監査と外部監査との比較検討が重要である。

③ ● 相互監査

　一般化していないが，医療安全管理体制相互評価[10]に準じて，任意で，病院相互に診療記録を監査することが望ましい。認証とは関係なく，相互の質向上が唯一の目的である。

6．評価基準

　前節で解説したように，同じ点検表（①評価項目，②評価の視点，③評価の要素，④評価基準）で実施することが必要である。①，②，③が同じであり，④評価基準を定めても，個人ごとの評価の差が大きいので，評価者の教育・訓練と評価者間のすり合わせが必須である。

　評価基準は，良し悪しを明確に区別するために，「4：優れている」，「3：適切である」，「2：やや不十分」，「1：改善を要す」の4段階評価とした。該当せずは，「Not Applicable（NA）」である。しかし，「1：改善を要す」のなかに，記録なしの場合もあるので，記録はあるが不備がある場合と区別するために，「0：記録なし」を加えた。

第 4 章

実施要領

1．監査プロジェクトメンバーの編成

　医師の記録，いわゆる診療録のみを監査対象とするのではなく，診療記録全体を監査するために，多職種でチームを編成することが望ましい。そこで，監査プロジェクトメンバーは，診療部門（医師），看護部門（看護師，助産師），診療技術部門（薬剤師，臨床検査技師，放射線技師，理学療法士等），事務部門（診療情報管理士，医師事務作業補助者，医療事務，一般事務等）で構成する必要がある。病院の診療記録委員会がプロジェクトを兼ねることもできるが，活動が軌道に乗るまでは，問題点を議論し，業務を見直す必要もあるので，会議の場で各職種，各部署を代表して意見を述べることができる各部署長またはそれに準ずる者で構成するのがよい。

　なお，監査担当医師の担当症例は評価対象外となりやすいため，監査プロジェクトに所属する医師は，可能な範囲で入院診療を受けもたない医師とするか，定期的に交代するなどの工夫が必要である。

2．監査対象症例の選定

　監査対象症例は，退院患者から選定する。入院中の諸記録（入院診療計画書や手術記録等）については退院前（入院中）の監査が望ましい。しかし，本プロジェクトでは，入院決定から退院までの診療の流れ全体を評価するために，退院後に評価することを前提とした。

　全医師の担当症例を偏りなく，監査対象に選定する必要がある。特別の目的がなければ，直近2カ月以内の退院症例から選定する。監査項目を偏りなく満たす症例を選定するのは困難であり，継続的に監査するなかで全監査項目を満たすように，偏りなく症例を選定するように留意する。

　通常，各医師の特定症例のみの記録が良い，悪いということは考えがたいので，特に記録に不備のある症例を探して対象とする必要はない。

　全医師の記録を順番に監査するが，評価が著しく悪かった医師に対しては，還元した評価結果の改善に要する時間を経過した頃（通常，指導後2～3カ月後）に再監査するとよい。

3．監査する診療記録の量

　当院は急性期一般病院で平均在院日数は10-11日である。監査対象症例として，2週間から1カ月程度の入院期間の症例を選択すると，評価の対象項目も多くなる。診療科によっては，ほとんどすべてがパス適用症例や，短期入院の症例が多いこともある。その場合には，定型的な症例と，例外的な症例の両者を評価対象とするとよい。

　各医師の記録を，年に1回程度は監査するように，頻度と対象症例数を決める。研修医，専修医の記録は異なる仕組みで監査する。月1回の頻度で毎月3症例を監査対象とすると，入院担当医師が40名であれば，40 ÷ 12 ≒ 3.3で，1年でほぼ全医師の症例を監査できる。実際には，改善が必要と判断し

た医師を再監査対象として監査間隔を短くしたり，医師の入退職に合わせて変更する必要がある。

4．監査チームの割当て

　対象症例を決定したら，医師，看護師，診療技術部，事務系職員の4職種各1名で編成した監査チームに担当症例を割り当てる。すなわち，月に3症例の診療記録を監査するためには，4人×3チーム＝12人が監査を担当することになる。監査担当メンバーは専門性や職種が異なるので，固定のチームとせず，症例ごとにチーム編成を変える。専門知識が必要な化学療法等を実施した症例は，当初は，関連職種が担当することが望ましい。しかし，新たな視点で評価できるように，関連の診療科の診療記録に限定せず分担するとよい。

5．事前資料の準備

　対象症例について，質保証室職員が，事前に下記の情報をまとめた資料を作成し，監査担当者に提供する。

① 症例のDPC情報

　通常，DPCデータ提出病院においては，診療記録（電子カルテ）の病名登録欄とは別に，DPCコーディングシステムに当該入院に関わる病名（医療資源を最も投入した病名，入院契機病名，主病名，入院時併存病名，入院後発症病名）を登録している。閲覧権限等の理由で，監査者がこのコーディングシステムを自由に閲覧できない，または制約がある場合には，DPCに関わる病名，コーディング情報を権限ある者が抽出する。DPCコーディングに関わる病名は，診療記録の病名欄に登録しておく必要がある（**表4.1**）。

② 主な治療や各種加算等の算定情報

　医事課職員以外が，医事算定の詳細を熟知することはほとんどない。医事課は診療記録の記載を元に算定するが，算定に必要な内容を十分に記録しているか，画像診断報告書や手術記録，承諾書等の必要な書類があるかどうかを評価するために，算定情報から主な診療や加算項目を抜粋して提示する。指示記録から自動算定する薬剤，検体検査，一般レントゲン撮影等は必要ないが，承諾書が必要な手術，造影検査など侵襲のある行為や輸血は一覧で提示するとよい。また，施設基準に基づいて自動算定する医療安全対策加算や診療録管理体制加算等は抽出せず，当該症例に限定して算定する加算項目（救急医療管理加算や入退院支援加算等）は，確実な記録が必要である（**表4.1**）。

③ 日々の診療記録の文字数，コピペ率

　電子カルテでは，前日までの記録のコピー＆ペースト（いわゆるコピペ）の入力を散見する。記録文字数が多くても，そのほとんどがコピペだと，重要な事項を見落としやすくなるため，必要事項を簡潔に記録するべきである。日々の記録におけるコピペの多寡を定量的に評価するには，コピペルナー®（株式会社アンク）等の市販ソフトを使うと客観的に評価できる。無料のコピペチェックツールも公開されているが，そのほとんどがweb上の文章と比較する機能であり，日々の記録の比較には適さない。

表 4.1　監査事前準備資料　症例の概要

ID：　　　　12345678　　　　　　　　　　　　　　　　　　　201906-1

入院期間：　2019/4/23 ～ 2019/5/16（平日日中・紹介入院）
診療科：　　内科　　　　　　　　担当医：　　○○

監査担当：　　　　医師：　　　●●
　　　　　　　　　看護師：　　　●●
　　　　　　　　　診療技術部：　●●
　　　　　　　　　事務：　　　　●●

■ DPC 情報より
　　主病名　　　　　下部胆管癌
　　入院契機病名　　急性化膿性胆管炎
　　医療資源病名　　下部胆管癌
　　DPC 診断群　　　胆嚢，肝外胆管の悪性腫瘍　その他の手術あり　処置1あり
　　　　　　　　　　処置2なし　定義副傷病なし

■主な治療，各種加算等
　　救急医療管理加算2　　　　　　　　　　　　　　　　　　　4/23
　　超音波検査（心臓超音波検査）（経胸壁心エコー法）　　　　4/24
　　ＥＦ－胃・十二指腸　　　　　　　　　　　　　　　　　　4/25
　　造影剤使用撮影（デジタル撮影）　　　　　　　　　　　　4/25
　　内視鏡的胆道ステント留置術　　　　　　　　　　　　　　5/1
　　大腸内視鏡検査（ファイバースコピー・上行結腸及び盲腸）　5/14
　　ＣＴ撮影（１６列以上６４列未満マルチスライス型機器）　　5/4
　　薬剤管理指導料（1の患者以外の患者）　　　　　　　　　　5/1, 13
　　退院時薬剤情報管理指導料　　　　　　　　　　　　　　　5/16
　　診療情報提供料（1）　　　　　　　　　　　　　　　　　　5/16
　　ドレーン法（ドレナージ）（その他）　　　　　　　　　　4/23 ～ 5/6
　　酸素吸入　　　　　　　　　　　　　　　　　　　　　　　5/1
　　廃用症候群リハビリテーション料（2）　　　　　　　　　　4/25 ～
　　リハビリテーション総合計画評価料1　　　　　　　　　　　4/26

　ここでは，監査対象の担当医の記録に限定し，入院を決定した外来記録および入院期間中に記載した日々の記録の文字数とコピペ率をまとめて提示する（図 4.1）。
　研修医の記録は，監査対象の担当医が記載を承認している場合のみ，担当医の記録とみなして，集計する。

④　看護必要度の各項目の日ごとの評価

　2020 年度の診療報酬において，重症度，医療・看護必要度（以下，看護必要度）を評価する入院料を算定する病棟の患者については，モニタリング及び処置等，患者の状況等および手術等の医学的状況の項目の評価に関する根拠等を記録する必要はなくなった。しかし，看護必要度に大きな変化があった際には看護記録に記載することが望ましい。変化があった日の記録を確認するために，看護必要度の各項目の日ごとの評価の推移を把握する必要がある。システムによっては日々の評価の一覧表示がむずかしい場合もある。看護必要度の各項目の日々の評価一覧を用意するとよい（表 4.2）。

図 4.1　コピペ率＆文字数

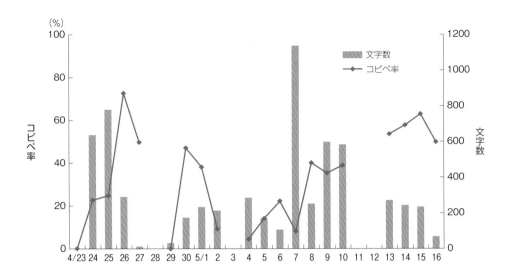

凡例：文字数、コピペ率

表 4.2　看護必要度 I に係わる評価表

A モニタリング及び処置等 — 1:創傷処置（①創傷、②褥瘡の処置を除く）1 0…なし あり／2:呼吸ケア（喀痰吸引のみの場合を除く）1 0…なし あり／3:点滴ライン同時3本以上の管理 1 0…なし あり／4:心電図モニターの管理 1 0…なし あり／5:シリンジポンプの管理 1 0…なし あり／6:輸血や血液製剤の管理 1 0…なし あり／7:専門的な治療・処置 2 0…なし あり／8:救急搬送後の入院（5日間）2 0…なし あり

B 患者の状況等 — 患者の状態：9:寝返り 2 1 0…できる／何かにつかまればできる／できない、10:移乗 2 1 0…自立／一部介助／全介助、11:口腔清潔 1 0…自立／要介助、12:食事摂取 2 1 0…自立／一部介助／全介助、13:衣服の着脱 2 1 0…自立／一部介助／全介助、14:診療・療養上の指示が通じる 1 0…はい／いいえ、15:危険行動 2 0…ない／ある。介助の実施：10:移乗、11:口腔清潔、12:食事摂取、13:衣服の着脱 1 0…実施なし／実施あり。評価：移乗／口腔清潔／食事摂取／衣服の着脱 点数×実施の有無

A 創傷 — 1:①創傷の処置、2:②褥瘡の処置。専門的な治療・処置 — 5:⑤放射線治療、10:⑩ドレナージの管理、11:⑪無菌治療室での治療

評価日	創傷処置1	呼吸ケア2	点滴3本3	心電図4	シリンジ5	輸血6	専門治療7	救急入院8	寝返り9	移乗10	口腔11	食事12	衣服13	指示14	危険15	介移乗10	介口腔11	介食事12	介衣服13	評移乗	評口腔	評食事	評衣服	創①1	褥瘡②2	放射⑤5	ﾄﾞﾚ⑩10	無菌⑪11
5/7	0	0	1	1	1	0	0	2	1	1	0	0	1	0	0	1	0	0	1	1	0	0	1	0	0	0	0	0
5/8	0	1	1	1	1	0	0	2	0	1	0	0	1	0	0	1	0	0	1	1	0	0	1	0	0	0	0	0
5/9	0	1	1	1	1	0	0	2	0	1	0	0	1	0	0	1	0	0	1	1	0	0	1	0	0	0	0	0
5/10	0	1	1	1	1	0	0	2	0	1	0	0	1	0	0	1	0	0	1	1	0	0	1	0	0	0	0	0
5/11	0	1	1	1	1	0	0	2	0	1	0	0	1	0	0	1	0	0	1	1	0	0	1	0	0	0	0	0
5/12	0	0	1	1	1	0	0	0	0	1	0	0	1	0	0	1	0	0	1	1	0	0	1	0	0	0	0	0
5/13	0	0	0	1	1	0	0	0	0	0	0	0	1	0	0	0	0	0	1	0	0	0	1	0	0	0	0	0
5/14	0	0	1	0	1	0	0	0	0	0	0	0	1	0	0	0	0	0	1	0	0	0	1	0	0	0	0	0
5/15	0	0	0	1	1	0	0	0	0	0	0	0	1	0	0	0	0	0	1	0	0	0	1	0	0	0	0	0
5/16	0	0	0	1	1	0	0	0	0	0	0	0	1	0	0	0	0	0	1	0	0	0	1	0	0	0	0	0
5/17	0	0	0	1	1	0	0	0	0	0	0	0	1	0	0	0	0	0	1	0	0	0	1	0	0	0	0	0
5/18	0	0	0	1	0	0	0	0	0	0	0	0	1	0	0	0	0	0	1	0	0	0	1	0	0	0	0	0
5/19	0	0	1	0	0	0	0	0	0	0	0	0	1	0	0	0	0	0	1	0	0	0	1	0	0	0	0	0
5/20	0	0	0	0	0	0	0	0	0	0	0	0	1	0	0	0	0	0	1	0	0	0	1	0	0	0	0	0
5/21	0	0	0	0	0	0	0	0	0	0	0	0	0	0	0	0	0	0	0	0	0	0	0	0	0	0	0	0
5/22	0	0	0	0	0	0	0	0	0	0	0	0	0	0	0	0	0	0	0	0	0	0	0	0	0	0	0	0
5/23	0	0	0	0	0	0	0	0	0	0	0	0	0	0	0	0	0	0	0	0	0	0	0	0	0	0	0	0
5/24	0	0	0	0	0	0	0	0	0	0	0	0	0	1	0	0	0	0	0	0	0	0	0	0	0	0	0	0
5/25	0	0	0	0	0	0	0	0	0	0	0	0	0	0	0	0	0	0	0	0	0	0	0	0	0	0	0	0
5/26	0	0	0	0	0	0	0	0	0	0	0	0	0	1	0	0	0	0	0	0	0	0	0	0	0	0	0	0
5/27	0	0	0	0	0	0	0	0	0	0	0	0	0	0	0	0	0	0	0	0	0	0	0	0	0	0	0	0

6．監査点検表と項目の選択

　対象症例の監査にあたり，基本的には，第6章に示した点検表の全項目を評価する。ただし，症例によっては，評価対象外項目（NA）がある。例として，死亡退院以外の症例では㉑死亡診断書の項目，非手術症例では⑬周術期記録，非輸血症例では⑭輸血・血液製剤記録——が評価対象外となる。

　なお，手術や輸血を行わなかった場合でも，それらの計画を立てていたら，小項目の一部が評価対象となることがある。予定手術が中止になった場合は，⑬周術期記録のうち，⑬-1術前カンファレンス，⑬-2～4手術同意書取得の項目が評価対象となる。輸血実施の可能性がある症例では，⑭輸血・血液製剤記録のうち，⑭-3必要性とリスクの説明，⑭-4同意書取得の項目を評価する必要がある。

　複数の診療科で併診する場合や，麻酔科医による周術期の術前術後診察の記録などもあるが，点検表に注意書きがない限りは，入院の主担当医の記録のみを評価する。研修医の記録は，担当医が承認したものだけを担当医の記録として評価対象とする。

7．自己評価票

　監査チームによる監査とともに，入院担当医が自己評価する。監査票のうち，担当医自身が評価できる項目を抜粋し，自己評価票を作成する。具体的には，以下の大項目を評価対象としている。

評価対象項目（必須）

　①入院診療計画書
　②経過記録：医師
　④退院時要約：医師
　⑧指示記録：医師
　⑩検査記録
　⑪薬剤記録：医師
　⑳退院療養計画書
　㉒患者相談

評価対象項目（該当する場合のみ）

　⑥チーム医療記録：呼吸ケアチーム
　⑦チーム医療記録：栄養サポートチーム
　⑬周術期記録
　⑭輸血・血液製剤記録
　⑯地域連携に関する記録
　⑰身体抑制に関する記録
　㉑死亡診断書

　各項目の評価のほかに，自身の記録を振り返って，評価できる点と改善すべき点を記録する自由記録欄への記録を必須とする。

8．評価のまとめ

　まとめ担当者（通常，チーム内の事務職員）が，各監査対象症例に対する監査チーム4名の評価結果と自己評価票を集め，それぞれの評価点数を並記し，意見をまとめる。この集計表を元に，チーム内で評価をすり合わせる。記録を確認しながら行うのが望ましいが，集まるのがむずかしければメールでもよい。特に，評価のばらつきが大きい項目や，監査者が判断に迷った項目があれば，その点に特に留意する。職種により視点が違うので，必ずしも評価点数を一致させる必要はない。

　チーム内ですり合わせた結果は，プロジェクト会議で概要を説明し，承認を得て確定する。チーム内のすり合わせで判断に迷う点があれば，プロジェクト会議の場でさらに議論し，必要があれば修正し，評価を確定する。

　評価をまとめるうえで重要なのは，評価できる点，改善すべき点の意見である。個々の症例に対し，評価できる点を記述したうえで，改善を要する点を指摘する。評価票を受け取ったときに，拒絶反応を示さず，納得して受け入れ，改善につなげてもらえるように，言葉遣いには細心の注意を払う必要がある。特に，監査チームによる評価と自己評価を比較し，評価が乖離する項目は，その理由をわかりやすく説明することを心がける。

　当該医師への結果の報告については第9章で詳述する。

第 5 章

診療記録監査点検表作成・改訂の経緯

1．監査点検表

　診療記録監査プロジェクト発足当初は，「診療記録監査の手引き」掲載の監査点検表（以下，点検表）を参考に作成した点検表を使用した。

2．予備監査

　本監査を開始する前に，作成した点検表を用いて予備監査を実施した。

2.1 予備監査の目的

　予備監査の目的は，以下のとおりである。
① 主に紙カルテを想定した上記点検表を，電子カルテに対応させて監査項目等を見直すこと
　電子カルテでは不要な項目と，電子カルテで新たに必要な項目がある。
② 多職種が監査点検表に基づいて適切に評価できるか検討すること
　プロジェクトメンバーのほとんどがはじめて評価するので，ばらつきがでる。評価基準を明記し，現状に合わない項目があれば変更する。
　また，それぞれの職種で評価できるところ・できないところを明確にし，今後の分担を検討しやすくする。

2.2 予備監査の対象症例選定

　監査対象には，手本となる症例と改善を要する症例の両方を含む7症例を抽出し，プロジェクトメンバー全員で，全項目を評価した。

2.3 評価基準

　評価基準は「2：監査項目を実行している」，「1：監査項目を一部実行している」，「0：監査項目を実行していない」の3段階と，「NA：監査項目は評価の対象外である」，「NE：監査項目を評価できない」とした。

2.4 予備監査で抽出した問題点

予備監査の結果，以下の問題点に関する意見が出た。
- ① 電子カルテにおける監査では不要な項目がある
- ② "検査"や"手術"の対象とする範囲（定義）がわからない
- ③ 加算項目の要件がわからない
- ④ 監査に必要な書類・記録の参照・保管場所がわからない
- ⑤ 評価点数は 0，1，2 の 3 段階評価でよいか

3．監査点検表修正案を収集

　予備監査の結果（2.4 予備監査で抽出した問題点）に基づき，監査点検表の修正案を取りまとめるため，監査項目と修正・追加案，確認対象，当院の記録の問題点や解決策を一覧できる資料を作成し，各自意見を書き込むこととした（**表 5.1**）。多数の意見が集まり，その後の打ち合わせで 1 項目ずつ整理して，見直した。

4．監査点検表修正案に基づく修正

4.1 監査項目の削除・追加・変更

　監査点検表修正案（2.4 予備監査で抽出した問題点）に基づいてそれぞれ修正した。
　表 5.1 ～ 5.3，**図 5.1** は検討段階のものである。何回かの改訂を経て 6 章に提示する点検表を作成した（詳細は紙幅の都合で省略）。

4.2 監査対象とする"検査"や"手術"の定義がわからない

　②の監査対象の定義がわからないという指摘については，1 つずつ定義した。例えば，「"侵襲のある検査"は，どこまでの検査を対象とするのかわからない」という意見に対しては，放射線科のメンバーが案を作り，全体会議の結果，①造影剤を使用する検査，②体内に器具を入れる検査，③穿刺する検査とした。
　具体的には，次のとおりである。なお，監査点検表には"※侵襲を伴う検査とは，「造影剤を使用する・体内に器具を入れる・穿刺する検査」を指す"と注記を足した。
- ・造影剤を使用する MRI 検査
- ・造影剤を使用する CT 検査
- ・造影剤を使用する透視検査（検査種は多数あり）
- ・造影剤を使用するマンモグラフィー検査（乳管造影）
- ・造影剤を使用するレントゲン検査（IVP 等）
- ・血管カテーテル検査（心臓・腹部・下肢・頭部等）
- ・透視下の内視鏡検査（ERCP 等）
- ・CT 下の穿刺（生検）
- ・透視下の穿刺（PTCD 等）

26

表 5.1 監査点検表の修正案を取りまとめの一部（1. 入院診療計画書）

カルテ監査票（Ver.1）
〈①入院診療計画書〉

No.	監査項目	機能評価機構 一般病院2 3rdG:Ver.1.0	修正・追加案	コメント	記載者	確認対象	当院の記録の問題点	解決策（案）	記載者
1	患者（家族）の署名（または押印）がある。	1.1.2 かつ 2.2.5			内科医師		入院診療計画書2について、サイン有のデータとともにサイン無しのデータのままファイリングされている。		診療情報管理士
2	入院後7日以内に作成されている。（※1）「速やかに」とあるのみ	2.2.5			内科医師		「入院診療計画書2」がファイリングされていないが、代わりに該当するパスが作成されている場合は、作成済と評価できるか？		診療情報管理士
3	入院後7日以内に提供できなかった理由が記載されている。（※2）	2.1.2 かつ 2.2.5			内科医師				
4	入院診療計画書の写しがある。	2.1.2		ファイルメーカーには紙対応の患者控用作成は確認できるが、カルテ内での確認は不可	内科医師 臨床検査技師 診療情報管理士	ファイリング（入院診療計画書1～2）		内科医師	
5	医師、看護師、その他必要に応じて関係職種が共同して診療計画を策定している。	2.2.5					入院診療計画書形式としては整っていないものもある。ただ記載されていないのもある。特に2のほう（パス形式）。最低限埋めることから始める		
6	記載（※3）が適切である。	2.2.5		記載内容の「適切」を評価しやすいように具体的にできないか	臨床検査技師		入院診療計画書はファイリングされているが、記載内容がpoor.上部は空欄。計画書にとっては二度手間となる。計画書に記載した内容をカルテ記事に反映するなど、仕組みから考えないとカルテに記載内容を充実させることがむずかしいのではないか。		薬剤師
7	説明者の署名（または押印）がある。	2.2.5			診療情報管理士				
追加			判読可能である（見読性）	入院診療計画書2の手書きの文字が解読できないため	診療情報管理士	カルテビュー画面			
追加			該当するクリニカルパスの使用有無		診療情報管理士				

※1：入院前でも可
※2：各病院指定の場所に記載されていなければNAとする
※3：病名、症状、診療計画、検査内容及び日程、手術内容及び入院期間、推定される入院期間、説明日が記載されていること
その他、気づいた点（評価上の問題など）

図 5.1　診療記録の見方

＜⑥チーム医療記録：栄養サポートチーム＞

No.	監査項目	機能評価機構			立入検査	評価方法	備考
		Ver.6	一般病院 1 3rdG:Ver.1.0	一般病院 2 3rdG:Ver.1.0			
1	医師による栄養サポート介入の指示記録がある。	2.6.1.1	2.2.17	2.2.15	V-1-5	2・1・0・NA・NE	
2	多職種によるカンファランスが行われ，評価と計画の記録がある。	2.6.1.1	2.1.12	2.1.12		2・1・0・NA・NE	
3	チームの回診記録がある。	2.6.1.1	2.1.12	2.1.12		2・1・0・NA・NE	

追加すべき監査項目

その他，気づいた点（評価上の問題など）

NST チームの電子カルテ SOAP への記録があれば評価対象，なければ NA とする。
「医師による栄養サポート介入の指示記録」は入院診療計画書の「特別な栄養指導の必要性」のチェックを見て評価する。入院中に介入が決まった場合は，電子カルテ上の記録を見て評価する。

⑥-1　医師による栄養サポート介入の指示
ファイリング ＞ 承諾書 ＞ 入院診療計画書＠診療科

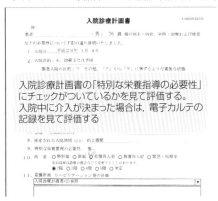

入院診療計画書の「特別な栄養指導の必要性」にチェックがついているかを見て評価する。入院中に介入が決まった場合は，電子カルテの記録を見て評価する

これを見落とさないようにするのはかなり困難です。
記録のルール（重症度フラグ，記載区分等）を検討した方がよいと思います。

⑥-2　多職種による評価と計画

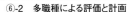
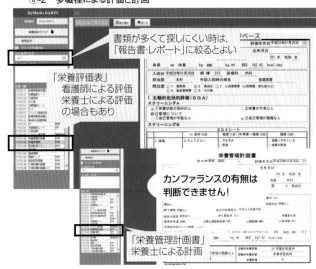

書類が多くて探しにくい時は，「報告書・レポート」に絞るとよい

「栄養評価表」看護師による評価 栄養士による評価の場合もあり

カンファランスの有無は判断できません！

「栄養管理計画書」栄養士による計画

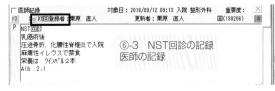

⑥-3　NST回診の記録　医師の記録

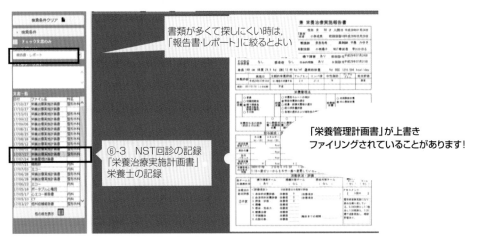

書類が多くて探しにくい時は，「報告書・レポート」に絞るとよい

⑥-3　NST回診の記録「栄養治療実施計画書」栄養士の記録

「栄養管理計画書」が上書きファイリングされていることがあります！

4.3 加算項目の要件がわからない

3つ目の加算に関する評価については，以下の意見が出た。
① 加算の要件がわからない
② 加算に必要な記録がわからない
③ 患者ごとに算定した加算で評価できるが，加算の種類別での監査も可能である
　例えば，今月は○○加算，次は○○加算…と対象を変え，当該加算を算定した患者のカルテを確認する方法である。
①②の意見を受け，当院で算定している主な加算とその要件を一覧にまとめて配布した。
③の意見を取り入れ，対象症例ごとに算定した加算一覧を別紙で付け監査する方法と，特定の加算を算定した患者のカルテを監査する方法の両方を実施した。

4.4 監査に必要な書類・記録の参照・保管場所

その他予備調査でわかったこととして，監査に必要な記録，書類の参照・保管場所がある。
監査者が確認する記録や帳票の場所がわからない場合や，記録の参照先が複数含まれる場合に，評価のばらつきが大きくなる傾向がある。多職種で全項目を監査する場合に，自分の職種が普段使わない書類の記録・保管場所を把握しておらず，見るべき書類を見つけられないことがある。そこで，電子カルテのどこを見ればよいかわかるよう「診療記録の見方」を大項目ごとに，作成・配布した（**図 5.1**）。また，電子カルテおよび連携する情報システムの操作法も解説した。

4.5 評価点数は0, 1, 2の3段階評価でよいか

記録がなければ0，適切に書いていれば2，それ以外は1という評価だと，1の幅が広すぎるという懸念があった。例えば，1のなかにも，「記録があるにはあるが，内容は不十分」と「書かれているが，あと一歩足りない」という良い意味の1が混在していた。そこで，「NA：該当せず，0：記録なし，1：改善を要す，2：やや不十分，3：適切である，4：優れている」の4段階評価に変更した。奇数だと日本人は真ん中を選ぶことが多く，中間に偏るが，偶数では良し悪しが明確になりやすいからである。

5．本監査開始後の修正

予備監査結果を受けた上記改訂を経て，本監査を開始した。
本監査開始後も，新たに見つかった点や評価のばらつきが生じた点を定例会議での監査結果報告時に併せて検討し，見直しを継続した。その一部を**表 5.2** に提示する。
電子カルテで参照できない記録の監査項目を点検表に入れるか，入れないかはしばしば議論になった。参照できないから評価項目に入れなくてよいというのではない。監査に必要だから入れるのである。

6．病院機能評価のバージョンアップに基づく修正

前節のような監査実施の過程で把握した問題点を随時改訂するほか，病院機能評価のバージョンアップに伴い，新評価項目に対応して以下の項目を修正した（**表 5.3**）。

表 5.2 　本監査開始後の修正の一例

①電子カルテ上で監査できない項目の削除

項目	修正前	修正後	修正理由
8 指示記録：医師	指示を転記していない	削除	何から何へ，何を転記しているかを見るかが決まっていないと監査できないとの指摘があった。紙カルテでは転記があったが，電子カルテでは転記しないので削除した。
13 周術期記録	手術・麻酔記録に必要事項（※）を記録している ※□患者の住所　□氏名　□年齢　□性別　□患者の病名　□手術の主要所見又は処置内容　□執刀医名　□介添者名　□執刀年月日　□開始時刻・終了時刻　□器具・ガーゼ類の手術前後の確認　□麻酔医名　□麻酔方法・経過　□麻酔の開始時刻・終了時刻	手術・麻酔記録に必要事項（※）を記録している ※□氏名　□年齢　□性別　□患者の病名　□手術の主要所見又は処置内容　□執刀医名　□介添者名　□執刀年月日　□開始時刻・終了時刻　□麻酔医名　□麻酔方法・経過　□麻酔の開始時刻・終了時刻	「□患者の住所」はそもそも手術記録上に記入欄がない。必要な項目なのであれば手術記録に項目を追加するべきで，そうでないなら必要項目から外すべきであるとの指摘があり，削除した。また，「器具・ガーゼ類の手術前後の確認」とあるが，麻酔記録装置内の看護記録には記録があるが，電子カルテからは参照できない。参照できないのであれば評価項目に入れなくてよいのではないかと指摘があった。参照できないから評価項目に入れなくてよいということにはならないが，※印の必要事項からは外すこととした。

②監査点検表に足りない項目の追加

項目	修正前	修正後	修正理由
16 地域連携に関する記録 （診療情報提供書）	診療情報提供書の定められた書式に必要事項を記載している。	担当医より紹介元に，患者の経過がわかる内容を記載した報告書を提出しており，内容が適切である。 ※来院報告は評価対象外 注）項目名も，診療情報提供書⇒地域連携に関する記録へ変更した	形式の確認のみであったが，この項目を他院等との連携を評価できるようにもう少し幅広くすればよいのではないかと意見が出た。

③監査点検表の項目の文言変更

項目	修正前	修正後	修正理由
15 リハビリテーション記録	訓練の経過や効果について適切に記録している。	訓練の経過や効果，指導内容について適切に記録している。	入院時リハビリテーション指導料の算定では指導の要点を記録する必要があるが，個別的指導内容を具体的に書いていないことがあったため「指導内容」を加えた。
12 薬剤記録：薬剤師・看護師	薬剤（抗がん剤注射）投与後の反応・状態の観察記録を適切に記録している。	抗がん剤注射・麻薬・抗生剤投与後の反応・状態の観察記録を適切に記録している。	「薬剤（抗がん剤注射）」の表記に対し，抗がん剤のみを評価した人と，そうでない人に分かれた。監査開始当初は「薬剤投与後の」としており，以前すべてはむずかしいので抗がん剤に絞った経緯があったが，再度話し合い，12薬剤記録（薬剤師・看護師）は「抗がん剤・麻薬・抗生剤」，11薬剤記録（医師）は「抗がん剤内服・注射」と具体化した。
11 薬剤記録：医師	薬剤（抗がん剤内服・注射）使用の必要性とリスク等の説明と同意書がある。	抗がん剤内服・注射使用の必要性とリスク等の説明と同意書がある。	
10 検査記録	侵襲を伴う検査についてアレルギー歴等の問診や確認を実施した記録がある。	侵襲を伴う検査について必要な問診や確認を実施した記録がある。（※） ※造影剤を使用する検査の場合は，アレルギー歴，既往歴等の記録。内視鏡検査の場合は，薬剤内服歴等の記録を指す。	内視鏡検査ではアレルギー歴に対する問診ではなく内服薬に対する問診となる等意見が出た。「アレルギー歴等」を「アレルギー・内服薬等」に修正するという案も出たが，検査により定義を明確にする意図で「必要な記録」に変更し※印で具体例を挙げるかたちに変更した。
17 身体抑制に関する記録	適用・解除を含め，医師の指示に基づいて実施し，記録している。	適用・解除を含め，医師が指示し，記録している。 医師の指示に基づいて実施し，適切に記録している。	看護師が，医師から身体抑制指示を受けた旨を記載しているが，医師の記録がないことは問題ではないかと指摘があった。実態としては入院時に医師が抑制の同意を取得しているが，その後医師の指示記録がないことが多い状況であった。そこで，医師の記録と看護師の記録両方を監査できるよう，2つの項目に分けた。

表 5.3　病院機能評価のバージョンアップに基づく修正

1．患者・家族への説明と同意に関する項目

病院機能評価				監査点検表		
項目番号	項目	解説（主要な点を抜粋）	当院の問題点	項目番号	修正前	修正後
1.1.2	患者が理解できるような説明を行い，同意を得ている。	・説明と同意が行われる範囲の定め ・同席者の署名の有無 ・説明後の患者・家族の反応の記録	監査結果では，多くの医師が「説明したこと」「同意を得たこと」は書いていても，説明内容の記録は少なく，患者や家族の反応の記録はほとんどない。	2 経過記録：医師	患者の個別性に合わせた病状等の患者・家族等への説明内容を適切に記録している。	患者・家族等への，患者の個別性に合わせた病状等の説明内容と患者・家族の反応を適切に記録している。
2.2.6	患者・家族からの医療相談に適切に対応している。	・相談内容の記録				
2.2.7	診断・評価を適切に行い，診療計画を作成している。	・患者・家族への説明と同意		22 患者相談	項目なし	患者・家族からの医療相談に対応し，相談内容を適切に記録している。
2.2.19	患者・家族への退院支援を適切に行っている。	・退院，転院などに関する説明と同意		22 患者相談	項目なし	退院，転院などに関する説明と同意の記録を適切に記録している。

2．入院前説明に関する項目

病院機能評価				監査点検表		
項目番号	項目	解説（主要な点を抜粋）	当院の問題点	項目番号	修正前	修正後
2.2.7	患者が円滑に入院できる。	・入院生活に関する入院前の説明	点検表には「入院前」の説明に関する項目はなく，監査していない。	3 経過記録：看護師	項目なし	予定入院の場合，外来看護師による入院生活に関する入院前の説明を適切に記録している。

3．薬剤に関する項目

病院機能評価				監査点検表		
項目番号	項目	解説（主要な点を抜粋）	当院の問題点	項目番号	修正前	修正後
1.1.2	投薬・注射を確実・安全に実施している。	・必要性とリスクについての説明と同意 ・必要な薬剤における投与中，投与後の患者の状態・反応の観察	点検表には薬剤に関する説明と同意および投与後の反応・状態の観察に対応する項目はなく，監査していない。	11 薬剤記録（医師）	項目なし	薬剤（抗がん剤内服・注射）使用の必要性とリスク等の説明と同意書がある。
2.2.10				12　薬剤記録（薬剤師・看護師）	項目なし	薬剤（抗がん剤注射）投与後の反応・状態の観察記録がある

4．ターミナルステージ（終末期）に関する項目

病院機能評価				監査点検表		
項目番号	項目	解説（主要な点を抜粋）	当院の問題点	項目番号	修正前	修正後
2.2.21	ターミナルステージへの対応を適切に行っている。	・多職種による診療・ケア計画の立案 ・ターミナルステージの診療・ケア計画に関する説明と同意	機能評価解説上にターミナルステージ（終末期）の定義は明示されていないが，当院でも癌等終末期に対応することがある。しかし，点検表に終末期医療に関する項目はなく，監査していない。また，「DNR 取得」と記録していても，多くは何かあった時に保険をかけるような意味合いが強く，本当の意味で終末期と言える患者に対し，取得過程も含めて記録に残していることは少ない。	22 患者相談	項目なし	・治療により回復が期待できない状態と医師が判断した場合，他の医師，看護師等と家族を交えた話し合いの記録を適切に記載している。

7．点検表のバージョン管理

　監査を継続して頻繁に改訂するため，点検表のバージョン管理が重要である。古い点検表で監査しないように，速やかに修正し，プロジェクトメンバーに周知しなければならない。そのためには，いつまでに，誰が，どの項目を修正するかを明確に決める必要がある。次回監査開始までに，監査結果の取りまとめ担当者が，担当チームが議題に挙げた内容に関する項目を修正し，周知することを決めている。

　当初はこの手順が明確に決まっておらず，改訂がもれることがあった。その理由は，見直しの提案者や，提案者を含む取りまとめ担当者の一部は，言われなくても自主的に改訂するが，多くは他の取りまとめ担当者がやるだろうと思い込み，自分の役割だと認識していないからである。

　結果として作業が抜けることがあった。取りまとめ担当が速やかに修正・周知することは重要だが，他のプロジェクトメンバーも担当者に任せきりにせず，監査を始める前に常に「これは最新版か？」と確認しなければならない。また，監査対象カルテの患者名・ID 等をプロジェクトメンバーにメール送付する際に，毎回，その時点の最新版の点検表を添付することも有効である。

8．点検表の標準化

　監査を継続するうちに人により項目の解釈が異なり評価のばらつきが生じたり，適切に監査できないことがある。監査取りまとめ担当者は，各職種への評価のフィードバックのための取りまとめだけでなく，点検表に関する意見や問題点を集約する役割も担うことになる。

　誰もが，ばらつきなく監査できる監査点検表にするには，対象・定義を明確にし，改訂を継続・周知する必要がある。

　監査で電子カルテのどこを見るかの手引きや，定めた評価基準等の補足資料は有用だが，監査点検表そのものを見ただけで，何を監査するか明確かつ容易にわかるものにする必要がある。

第 6 章

診療記録監査点検表

　診療記録監査点検表（以下　監査点検表または点検表）は，「はじめに」と「序章」で述べたように，自己監査（評価）・内部監査と他者監査（評価）・外部監査の両者で使うことを目的に作成した。

　標準的監査点検表を目指したので，監査の目的にかかわらず，また，病院の規模や機能にかかわらず適用できる。本監査点検表を目的・規模・機能に合わせて，評価項目・評価の視点・評価の要素を取捨選択できる。部分的には，自院に合わせて，項目・評価の視点・評価の要素を追加，修正することもできる。ただし，相互評価するためには，できる限り標準的監査点検表を使用していただきたい。

　『医療安全管理体制相互評価の考え方と実際　規模別・機能別に適用できる標準的相互評価点検表』[10]と同じ考え方である。

　外部監査の評価項目，評価の視点，評価の要素は頻繁に変わる。本書でも，執筆中あるいは，出稿後に診療報酬上の施設基準や解釈，外部監査機関（行政および公的機関）の評価項目，評価の視点，評価の要素等の変更があった[12, 20-23]。可及的に対応した。

法定検査（調査）
★立入検査要項
☆適時調査実施要領
■東京都福祉保健局 病院自主管理チェックリスト

評価基準：4 優秀、3 適切、2 やや不十分、1 要改善、0 記録なし、NA 非該当

大項目番号	大項目内容	小項目番号	小項目内容	評価の視点 何をすべきか	評価の要素 何をしているか（実績を確認する）具体的行動	病院機能評価 3rdG: Ver.2 — 1	病院機能評価 3rdG: Ver.2 — 2	法定検査（調査）	自己評価	他者評価	備考 判断基準・参考等	評価項目 評価の視点 改善点の改善提案
1	入院診療計画書	1.1	患者（家族）の署名	入院診療計画書の患者署名欄に署名を得ている	承諾したことを示す、患者の署名。もしくは患者が署名できない場合は家族の署名を得ている	1.1.2 かつ 2.2.7	1.1.2 かつ 2.2.5	★ 3-3-①ケ②④□				
		1.2	作成期日	入院後7日以内に患者に説明している	医師、看護師、その他必要に関わる関係職種（必要時 管理栄養士、理学療法士等）が関与し、7日以内に説明したことがわかるように記録している	2.2.7	2.2.5	★ 3-3-①ケ②④□ ☆重点的に調査を行う施設基準 2-3 (2) ■Ⅱ-9-2				
		1.3	期日までに提供できない理由	入院後7日以内に患者に計画書を提供できなかった場合、その理由を診療記録に記載している	入院後7日以内に提供できなかった理由を、症例一律的ではなく、具体的に記録している	2.1.2 かつ 2.2.7	2.1.2 かつ 2.2.5	★ 3-3-①ケ②④□ ☆重点的に調査を行う施設基準 2-3 (2) ■Ⅱ-9-2				
		1.4	写しの保存	患者に交付した写しを診療記録に保存している	原本を患者に交付し、写しを病院に保存している	2.1.2 かつ 2.2.7	2.1.2 かつ 2.2.5	★ 3-3-①ケ②④□ ☆重点的に調査を行う施設基準 2-3 (5) ■Ⅱ-9-2				
		1.5	診療計画の策定	医師、看護師、その他必要に応じ、関係職種が共同で総合的な診療計画を策定している	医師だけで作成せず、看護師、必要に応じて管理栄養士、理学療法士等と共同で総合的な診療計画を策定している	2.2.7	2.2.5	★ 3-3-①ケ②④□ ☆重点的に調査を行う施設基準 2-3 (1), 2-7 (3) ■Ⅱ-9-2				
		1.6	記載事項	病名、症状、診療計画、検査内容および日程、手術内容および推定される入院期間、特別な栄養管理の必要性の有無、説明日を記録している	①入院の原因となった病名および主要な症状を記録している ②入院中に行う検査、手術、投薬その他の治療（看護計画やリハビリ計画など）に関する診療計画を記録している ③予定入院期間を記録している ④院内規定による特別な栄養管理の必要性の有無を記録している ⑤説明日を記録している	2.2.7	2.2.5	★ 3-3-①ケ②④□ ☆重点的に調査を行う施設基準 2-3 (3), (4) ■Ⅱ-9-2				
		1.7	説明者の署名（または記名・押印）	作成に関わった全職種が署名（または記名・押印）している	看護計画、「特別な栄養管理の必要性」等の項目ごとに、関係する職種が署名（または記名・押印）している	2.2.7	2.2.5	★ 3-3-①ケ②④□ ■Ⅱ-9-1				
		1.8	判読可能（見読性）	署名を判読できるように記録している	医師、看護師、その他の治療に関わる関係職種の署名を読める文字で記録している	—	—	—				
2	経過記録（医師）	2.1	入院時記録	入院に至るまでの患者情報をもれなく記録し、入院時の患者の状態を理解できるように記録している	鑑別疾患を考慮して①〜③を記録している ①主訴、現病歴、既往歴、家族歴、アレルギー、嗜好等 ②全身所見 ③検査所見（生化学、画像、生理）	2.1.2	2.1.2	—				

監査項目 大項目 番号	監査項目 大項目 内容	監査項目 小項目 番号	監査項目 小項目 内容	評価の視点 何をすべきか	評価の要素 具体的行動 何をしているか（実績を確認する）	病院機能評価 3rdG: Ver.2 1	病院機能評価 3rdG: Ver.2 2	法定検査（調査）	自己評価	他者評価	備考 判断基準・参考等	評価項目 評価の視点の改善提案
		2.2	患者状態の把握	①前項 2.1 の患者情報を元に、医学的な問題点を明らかにして診断している ②問題点から鑑別疾患をあげ診断している ③診断に至らない場合は症状を把握し追跡方法を示す ④随伴疾患、合併疾患を明らかにしている ⑤療養上の留意点を記録している	①患者の症状、検査所見、画像所見、既往歴、ADL等に関する問題点を把握している ②問題点から主たる患者の診断とその診断 ③診断できない場合は今後の診断計画を記録している ④主疾患以外でも経過観察すべき事項の観察項目を決めている ⑤療養上問題となる事項（認知、フレイル等）を明瞭に記録し、対処法を検討している	2.1.2 及び 2.2.7	2.1.2 及び 2.2.5	—				
		2.3	入院の必要性と評価	①前項 2.2 で把握した疾患の診断、問題点に基づき、入院治療の適応を評価している ②入院治療の適応がある場合、当該病院の機能に鑑みて入院の妥当性を評価している	①入院治療の適応となる病態か判断している ②当該病院の機能を考慮し入院の妥当性を判断している。専門性や重症度から判断している	2.2.6 及び 2.2.7	2.2.4 及び 2.2.5	—				
		2.4	診療プロセスの評価	①医学的、療養上の問題点に対する治療の効果や観察を経時的に記録している ②記載内容を評価している	①診断かつき治療開始後は観察項目（身体所見、検査結果）の経過・結果を客観的に記録する。診断できていない場合は症候学的観察項目を決めて推移を把握している ②観察項目を評価して推移を評価している	2.1.2 及び 2.2.7	2.1.2 及び 2.2.5	—				
		2.5	観察所見・検査内容	病状に応じて観察、検査所見を客観的に記録している	観察所見は、検査は異常な点ばかりでなく必要に応じて異常がないことも記録する	2.1.2	2.1.2	—				
		2.6	病態の評価	病態を把握するうえで客観的な指標を決めて評価している	評価指標は誰かが判断しても同じ指標になる指標が好ましい	2.2.7	2.2.5	—				
		2.7	治療計画	治療方針を立てている	主病名、副病名ごとに治療方針を立てている 病状の変化に応じて計画を修正している	2.2.7	2.2.5	—				
		2.8	治療の評価	治療結果を評価している	主病名、副病名ごとに治療方針を立てている 病状の変化に応じて計画を修正している	2.2.7	2.2.5	—				
		2.9	記録者の署名	記録者が署名している	記録者が署名している	2.1.2	2.1.2	—				
		2.10	指導医の研修医への指導内容	研修医が研修医の指導していない	指導医が研修医の指導の記録を承認している	—	—	☆重点的に調査を行う施設基準以外の施設基準 4-(3)				
		2.11	加算項目の要件	加算項目の要件を適切に記録している	総合評価加算、救急医療管理加算、呼吸心拍監視、心臓超音波検査、CT撮影、麻酔管理（周術期の記録）等を記録している	—	—	—				
		2.12	患者・家族等への説明	患者・家族等への説明と患者・家族等の反応を記録している	個別かつ具体的な病状等を患者・家族等に説明した内容と、説明時の患者・家族等の反応を適切に記録している	1.1.2	1.1.2	—				

分類	No.	項目	基準	点検内容			参照
	2.13	病名登録	病名を登録している	①主病名と副病名を登録している ②DPC対象病院では、入院期間中に最も医療資源を投入した病名を記録している	2.1.2	2.1.2	—
	2.14	毎日の状態	当該日の状態を記録している	当該日の状態やデータがわかるように病名を記録している	2.1.2	2.1.2	—
	2.15	他の医師、他職種との情報共有	他の医師、他職種にも理解できる日本語で記録している	複数職種が理解できる表現を理解できるか確認している	2.1.2	2.1.2	—
	2.16	記録形式	標準化した形式で記録している	SOAPに則り記録している	2.1.2	2.1.2	—
3 経過記録 看護師	3.1	患者への心理的支援	入院中に適切な心理的支援をし、その内容を経過記録に記載している	①入院検査・治療過程における心理的変化について具体的に支援している ②患者自身が医療者に不安なことを表明できるように支援している ③以上の内容を適切に記録している	2.2.11	2.2.9	★3-3-①②④⑥オ
	3.2	清潔・排泄・食事支援	清潔・排泄・食事を援助し、その内容を経過記録に記載している	①清潔支援、②排泄支援、③食事支援を具体的に経過記録に記載している	2.1.2	2.1.2	★3-3-①②④⑥オ
	3.3	看護評価、看護計画の時期	入院時に患者の状態を評価して、24時間以内に適切な看護計画を立案し、経過記録を経過記録に記載している	①入院時、患者情報を収集・分析し、24時間以内に問題の要因を特定し、実施計画を策定・目標を設定し、②その内容を経過記録または定めた場所に記載している	2.1.2 2.2.7	2.1.2 2.2.5	★3-3-①②④⑥オ ☆重点的に調査を行う施設基準 2-8 (5) ■II-9-7
	3.4	看護必要度	看護必要度のA項目(モニタリング及び処置等)・B項目(患者の状況等)・C項目(手術等の医学的状況)について評価内容を経過記録に記載している	①患者の状態の観察と記録に基づいて評価している ②A項目・B項目・C項目の該当する根拠、評価内容を記録している	—	—	★3-3-①②④⑥オ
	3.5	他の看護師、他職種との情報共有	他の看護師、他職種にもわかるように表現し、記録している	看護師やその部署だけでなく、他職種にもわかる表現で記録している	2.1.2	2.1.2	★3-3-①②④⑥オ
	3.6	外来看護師による入院説明	外来診察時、予定入院が決定した場合、外来前に入院中の概要を説明し、説明内容を経過記録に記載している	①外来診察時は入院が決定した場合、患者や家族に入院中の生活について「入院説明資料」を用いて入院前に説明している ②その内容を経過記録に記載している	2.2.6 及び 2.2.9	2.2.4 及び 2.2.7	★3-3-②④オ
4 退院時要約(医師)	4.1	退院時要約記録時期	退院患者の退院時要約を速やかに作成している	①退院の翌日から起算して14日以内に退院時要約を作成している ②作成した退院時要約を電子カルテに保存している	2.1.2	2.1.2	★3-3-②④ケ ☆重点的に調査を行う施設基準 4-8 (8)
	4.2	入院理由	入院経路および入院治療の適応を判断した理由を記録している	①主訴、②患者概要、③受診契機、④予定入院・緊急入院の別、⑤入院治療の適応と判断した医学的根拠等を記録している	—	—	★3-3-②④ケ
	4.3	身体的所見	当該入院時の契機となった疾患の診断に至るまでの身体所見、鑑別疾患等を記録している	①主訴、現病歴、既往歴、家族歴、職業歴、アレルギー、嗜好等、②全身診察所見、③各種検査所見 上記①から③を鑑別疾患を考慮して記録している	—	—	★3-3-②④ケ

監査項目 大項目 番号	監査項目 大項目 内容	監査項目 小項目 番号	監査項目 小項目 内容	評価の視点（何をすべきか）	評価の要素 具体的行動 何をしているか（実績を確認する）	病院機能評価 3rdG: Ver.2 1	病院機能評価 3rdG: Ver.2 2	法定検査（調査）	自己評価	他者評価	備考 判断基準・参考等	評価項目 評価の視点の改善提案
		4.4	入院治療の内容・経過	治療方針に基づき入院中に実施した主要な医療行為および臨床経過を経時的に記録している	①検査、②画像診断、③処方、④処置、⑤注射、⑥手術（術式）上記①から⑥の評価、治療の効果、症状の推移を記録している	—	—	★3-3- ②④ケ				
		4.5	診断根拠	当該入院の主疾患の診断に至った経過と根拠を記録している	4.3の【評価の要素】を踏まえ、主疾患の診断理由を記録している	—	—	★3-3- ②④ケ				
		4.6	経過観察方法	今後の診療ならびに管理方針を記録している	①療養上の留意事項、②当該科の今後の診療方針、③転院、④施設入所、⑤訪問診療、訪問看護、⑥訪問介護 上記①～⑥のうち、該当する項目について記録する	—	—	★3-3- ②④ケ				
		4.7	退院時の患者状態・状況	退院時の患者の状態を簡潔かつ適切に記録している	①身体状況、②活動度、③認知度 等を記録する	—	—	★3-3- ②④ケ				
		4.8	退院時処方薬等	退院時処方薬および常用薬を記録している	退院時ならびに今後使用するすべての薬剤を記録している	—	—	★3-3- ②④ケ				
		4.9	統一書式	統一書式に基づいて記録している	院内で定めた統一書式で記録している	—	—	★3-3- ②④ケ				
		4.10	退院時要約の病名とDPCの主病名	①退院時要約に退院時診断名を記録している ②記録した傷病名とDPCコーディングの傷病名を整合させている	①主病名を含め、入院中に加療した病名を列記している ②退院時要約の主病名を欄に記録した病名とDPCの主病名を整合させている	—	—	★3-3- ②④ケ				
5	退院時要約（看護師）	5.1	看護要約作成時期	退院後7日以内に、入院中の看護の引き継ぎ、退院後どのように看護、介護するか、わかるように記録している	退院後7日以内に看護要約を作成し、記録日を入力している 入院中の看護問題と計画、経過、日常生活度、必要な看護、介護、等を記録している	2.1.2	2.1.2	★3-3- ②④ケ				
		5.2	看護問題	看護要約の入院中の看護経過記録に抽出した看護問題を記録している	①入院時の患者の状態について標準看護計画、その他の状態（転倒・転落リスク状態、褥瘡発生のリスク、認知症の看護）より看護問題を抽出している ②重要な看護問題を、#1（No 1）から番号順に記録している	—	—	★3-3- ②④ケ				
		5.3	看護経過	看護要約の入院中の看護経過の項目に、看護問題ごとに実施した看護介入の経過を記録している	抽出した看護問題ごとに実施した看護を時系列に記録している	2.1.2	2.1.2	★3-3- ②④ケ				
		5.4	継続看護（処置・指導）	①入院中に達成できなかった問題を記録している ②看護要約の退院後の必要な処置・指導など、退院後の項目に達成できなかった問題に対する処置・指導を記録している	①入院中に抽出した看護問題が退院時に達成できなかった問題を記録している ②達成できなかった問題に対して今後必要な処置・指導を記録している	—	—	★3-3- ②④ケ				

	No.	点検項目	点検内容	詳細			備考
6 チーム医療記録：呼吸ケア記録	5.5	退院時の日常生活動作	退院時の日常生活動作、意思疎通、麻痺の有無、拘縮の有無、内服薬管理の項目を記録している	①退院時の移動動作、②移動補助の有無、③食事形態や食事介助、④排泄介助、⑤排便の自立度、⑥入浴の自立度、⑦更衣・洗面の自立、⑧意思疎通手段、⑨麻痺・拘縮の有無、⑩内服薬の自己管理等の項目を記録している	—	—	★3-3.②④ケ
	6.1	呼吸ケア指示	医師が呼吸ケアチームに指示し、指示内容を記録している	①医師が当該患者の治療を呼吸ケアチームに指示している ②指示を記録している	2.1.12	2.1.12	—
	6.2	多職種カンファレンスと計画	①多職種がカンファレンスに参加したことがわかるように記録している ②人工呼吸器離脱や治療状況や活動評価を評価している ③適切に診療計画書を作成している	①人工呼吸器離脱管理に関与した多職種の参加を記録している ②人工呼吸器の離脱に向け、患者の状態に応じてチームで診療し、評価している ③診療計画書を作成している	2.1.12	2.1.12	☆重点的に調査を行う施設基準以外の施設基準22-(2)
	6.3	チーム回診記録	①チームで回診したことを記録している ②患者の訴え・状態や、治療の状況等をチームで把握し、記録している	①チームで回診し、参加者を記録している ②回診で把握した患者の訴え・状態や、治療の状況等を記録している	2.1.12	2.1.12	—
7 チーム医療記録：栄養サポートケア記録	7.1	栄養管理指示	医師が栄養サポートチームに栄養管理を指示し、指示を記録している	①医師が当該患者の栄養管理を栄養サポートチームに指示している ②指示を記録している	2.1.12 及び 2.2.17	2.1.12 及び 2.2.15	—
	7.2	多職種カンファレンス	①多職種が参加したカンファレンスおよび回診の結果を記録している ②カンファレンスおよび回診実施結果を踏まえ、栄養治療計画兼栄養治療実施報告書を作成している	①多職種がカンファレンスを実施し、参加者を記録している ②カンファレンスおよび回診の結果を踏まえ、栄養治療計画兼栄養治療実施報告書を作成している	2.1.12 及び 2.2.17	2.1.12 及び 2.2.15	☆重点的に調査する施設基準16-(4)(5)
	7.3	チーム回診記録	①チームで回診したことを記録している ②患者の訴え・状態・摂食状況等を把握し、記録している	①チームで回診し、参加者を記録している ②回診で把握した患者の訴え・状態や、摂食状況等を記録している	2.1.12 及び 2.2.17	2.1.12 及び 2.2.15	—
8 指示記録 医師	8.1	医師指示	指示を入力・記録している	電子指示、指示簿等に入力・記録している	2.1.4	2.1.4	■Ⅱ-9-10
	8.2	口頭指示・臨時指示	口頭指示・臨時指示を記録している	抑制、モニター、人工呼吸器管理等も含め、医師が指示を入力・記録している	2.1.4	2.1.4	—
	8.3	判読可能（見読性）	手書きの場合、判読可能としている。指示書（紙）をファイリングしている	電子化できない指示書は指示書に判読できるように記録し、署名している	2.1.4	2.1.4	—
9 指示受け・実施記録 看護師	9.1	指示を受けた看護師の署名	①医師から指示を受けた看護師が署名している ②指示を受けた看護師には指示受けの署名もしくは押印している ③手書きの指示等は指示を受けた看護師が署名もしくは押印している	①医師の指示を確認している ②指示を受けた看護師が署名または押印している	2.1.4	2.1.4	★3-3.①②④⑥オ ■Ⅱ-9-10

大項目 番号	大項目 内容	小項目 番号	小項目 内容	評価の視点 何をすべきか	評価の要素 具体的行動 何を確認しているか（実績を確認する）	病院機能評価 3rdG: Ver.2 1	2	法定検査（調査）	自己評価	他者評価	備考 判断基準・参考等	評価項目 評価の視点の改善提案
		9.2	口頭指示・臨時指示受け	口頭・臨時指示を受けた看護師が、内容を経過記録に記載している	①口頭指示、臨時指示の内容を確認している ②看護師が指示内容を経過記録に記載している	2.1.4	2.1.4	★ 3-3・①②④⑥才				
		9.3	実施記録と署名	①実施した看護師が実施内容を経過記録に記載している ②実施した看護師が署名している	①注射、処置等を実施した看護師が実施内容を経過記録に記載している ②実施した看護師が署名または押印している	2.1.4	2.1.4	★ 3-3・①②④⑥才 ■II-9-10				
10	検査・処置記録	10.1	侵襲を伴う検査と同意書	①患者に検査の必要性を説明している ②患者にリスクを説明している ③同意書は、同意書を得ている ④①～③を記録している	①病歴、診察所見、非侵襲検査等から診断や治療法選択のために、侵襲検査が必要であることを説明し、診療記録に記載している ②検査時に起こり得る副作用や身体に影響が出ると考えられる可能性を説明し、診療記録に記載している ③同意書には説明した医師、患者（代理人）の署名、日付等必要事項を判読できるように記載している	1.1.2 及び 2.1.2 及び 2.2.4	1.1.2 及び 2.1.2 及び 2.2.3	★ 3-3・①②④⑥カ				
		10.2	侵襲を伴う検査の問診	患者情報を把握し、記録している	①既往歴、アレルギー歴、検査歴、薬剤内服歴等を患者から聞き取り、適応等を判断し、診療記録に記載している ②既往歴、アレルギー歴、検査歴、薬剤等の歴等を診療記録で把握し、検査の適応を判断し、診療記録に記載している	2.2.4	2.2.3	★ 3-3・①②④⑥カ				
		10.3	検査結果と評価	①検査結果を把握している ②検査結果を評価している ③①②を記録している	①すべての検査結果の所見を記載している ②検査結果を評価し、診断・治療方針・経過観察等を記録し、診療記録に記載している	2.1.2 及び 2.2.7	2.1.2 及び 2.2.5	★ 3-3・①②④⑥カ				
		10.4	侵襲を伴う処置の適応	侵襲を伴う処置の適応を明確に記録している	侵襲を伴う処置とは中心静脈カテーテル留置などである。術前に侵襲を伴う処置に対して適切な対応や代替手段を考慮して記録している	2.2.14	2.2.12	―				
		10.5	侵襲を伴う処置の同意書	侵襲を伴う処置の同意書があり、必要性やリスクを記録にしている	①適応を適切に記録している ②処置名とその内容を適切に記録している ③処置の危険性・他の方法との比較について適切に記録している ④処置中に起こり得る症状とその対処について適切に記録している	1.1.2	1.1.2	―				
		10.6	侵襲を伴う処置の同意書への署名	侵襲を伴う処置の同意書に署名している	医師名、患者名、患者署名、日付、同席者署名名・日付を適切に記録している	1.1.2	1.1.2	―				

大分類	番号	項目	点検内容			
	10.7	侵襲を伴う処置の実施記録	侵襲を伴う処置の実施記録を作成しており、必要事項を記録している	2.1.2	2.1.2	—
	10.8	侵襲を伴う処置後の回診	処置後回診し、手技による合併症や状態変化を記録している	2.2.14	2.2.12	
11 薬剤記録（医師）	11.1	医師指示簿と署名	入力指示以外の指示があれば、その内容と指示日、医師名を診療記録に記載している	2.1.4	2.1.4	—
	11.2	口頭指示、臨時指示	口頭指示、臨時指示を電子カルテに反映している	2.1.4	2.1.4	
	11.3	薬剤に関する説明と同意	新規で抗がん剤（内服・注）レジメンを開始するとき、説明と同意を記載している ①使用するレジメン用紙を診療記録に添付（スキャン）している ②費用、生活の注意点、リスク等の説明を記録し、同意書を取得している	1.1.2	1.1.2	
	11.4	投薬・投与、実施確認	麻薬、抗がん剤、抗生剤など、治療に影響する主な薬剤について、医師の投薬・投与を記録している 医師による麻薬、抗がん剤、抗生剤などの投与計画、投与後の評価を記録している	2.1.4 及び 2.1.5	2.1.4 及び 2.1.5	
	11.5	処方箋の必要事項	発行した処方箋に必要事項（患者氏名、生年月日、処方医師名、他）を記録している 発行した院外処方箋の控えがない場合には、疑義照会状況を確認している	2.1.4	2.1.4	
	11.6	麻薬処方箋の必要事項	発行した麻薬処方箋に必要事項を記載している 麻薬処方箋の記名押印または署名、用者免許番号を記録している	2.1.4 及び 2.1.5	2.1.4 及び 2.1.5	■II-8-5
	11.7	持参薬の管理と指示	持参薬の有無、鑑別結果があり、医師が入院中の使用可否を指示している 持参薬鑑別報告書（持参薬チェックシート）か「中止」かおよび指示医師名を記録している	2.1.2 及び 2.1.4	2.1.2 及び 2.1.4	
12 薬剤記録（薬剤師・看護師）	12.1	実施した看護師の署名	薬剤を投与した看護師の署名 注射薬、内服・外用薬を実施入力した看護師氏名を記録している。頓用で使用した場合は、使用ごとに看護師が記録している	2.1.4	2.1.4	—
	12.2	薬剤投与後の観察	薬剤（抗がん剤注射・麻薬など）投与後や麻薬使用後の状態変化、疼痛コントロール等の観察を記録している 抗がん剤投与後、アレルギー反応の有無、穿刺部位の異常、他の訴え（嘔気・不快、便秘、眠気、呼吸状態異常など、観察を記録している）	2.2.12	2.2.10	
	12.3	処方箋への署名・押印	調剤済み処方箋に、調剤日・調剤印・調剤者印を押印している 調剤済み処方箋に、調剤日と調剤師名、調剤薬剤師印を記録している	3.1.1.	3.1.1	—
	12.4	薬剤管理指導	薬剤管理・薬剤管理指導に基づいた薬剤管理指導を記録している 過去の投薬・注射および副作用発現状況の把握、相互作用の有無、特に安全管理が必要な医薬品等の説明、退院時の薬学的管理指導などを記録している	2.1.2 及び 2.1.5	2.1.2 及び 2.1.5	
13 周術期記録	13.1	術前カンファレンス	術前カンファレンスを適切に実施し、記録している カンファレンスの実施日時・リスク・手術適応・術式・予定参加者・病名・術名、合併症等の発症リスクや執刀医等を記録している	2.2.14	2.2.12	—

大項目 番号	大項目 内容	監査項目 番号	監査項目 小項目内容	評価の視点 何をすべきか	評価の視点 具体的行動 何を確認しているか（実績を確認する）	病院機能評価 3rdG: Ver.2 1	病院機能評価 3rdG: Ver.2 2	法定検査（調査）	自己評価	他者評価	備考 判断基準・参考等	評価項目 評価の視点の改善 点の改善 提案
		13.2	手術同意書の内容	手術同意書の内容は必要性やリスクを明確にしている	①病名・病状の記載内容と手術治療を整合させている ②術式と手術方法の概略、予定時間、所見による術式変更（開腹、内視鏡等）を説明している ③手術の危険性とともに、薬物療法や経過観察ではなく手術が必要であることを説明している ④手術中に起こり得る症状、合併症とその際の対処を適切に記録している ⑤術後に起こり得る症状・合併症とその際の対処を適切に記録している ⑥術後経過の見通し、退院等の目安を説明している	1.1.2 及び 2.1.2 及び 2.2.14	1.1.2 及び 2.1.2 及び 2.2.12	■II-9-6				
		13.3	手術同意書の表現	同意書の内容表現は客観的用語を用いて説明している	手術同意書を得る時に、客観的に説明し、恣意的に手術に誘導する説明をしていない	1.1.2 及び 2.1.2 及び 2.2.14	1.1.2 及び 2.1.2 及び 2.2.12	■II-9-6				
		13.4	手術同意書の署名	医師名、患者署名者署名・日付を記録している	医師、患者、同席者署名・日付を適切に記録している	1.1.2 及び 2.1.2 及び 2.2.14	1.1.2 及び 2.1.2 及び 2.2.12	■II-9-6				
		13.5	麻酔記録の内容	麻酔中に使用した薬剤・手技・輸液・輸血・バイタルと麻酔中の事象を記録している	麻酔中に使用した薬剤・手技・輸液・輸血・バイタルと麻酔中の事象の記録が適切である。特に薬剤使用量、輸血の処置が適切であることがわかるように記録している	2.1.2	2.1.2	■II-9-5				
		13.6	手術記録記載時期	術翌日までに手術記録に必要事項を記録している	執刀医、介助者、看護師、術式、術中経過概略、術中合併症、手術時間等を術翌日までに記録している	2.1.2	2.1.2	★3-3-②④⑥エ				
		13.7	手術・麻酔記録	手術・麻酔記録に必要事項を記録している	日付・時間・記録者の署名・患者氏名・年齢・性別・病名・出血量等・見または処置内容・執刀医名・介助者名、執刀年月日・開始時刻・終了時刻・麻酔科医名・麻酔方法・経過・麻酔の開始時刻・終了時刻等を適切に記録している	2.1.2	2.1.2	★3-4②④⑥エ ■II-9-5				
		13.8	主治医または執刀医の術前・術後回診	主治医または執刀医が術前・術後回診を記録している	主治医または執刀医が術前・術後経過を適切に記録している	2.1.2 及び 2.2.14	2.1.2 及び 2.2.12	―				
		13.9	麻酔科医の術前・術後回診	麻酔科医術前・術後回診を記録している	麻酔科医が術前の麻酔のリスク評価と麻酔法、術後の嘔気・嘔吐、嗄声、手足の神経障害の有無、痛みの程度などを適切に記録してい	2.1.2 及び 2.2.14	2.1.2 及び 2.2.12	―				

大項目	No.	項目	点検内容	点検の視点			参照			
	13.10	手術室看護記録	手術室看護記録を手術直後に作成している	日付・時間・記録者の署名・出血量等と患者氏名・年齢・性別・病名・術式・執刀医名・介助者名・病名・手術年月日・開始時刻・終了時刻・麻酔科医名・麻酔方法・経過・麻酔の開始時刻・終了時刻・タイムアウト・カウント一致・申し送り事項・看護計画等を適切に記録している			2.1.2 及び 2.2.14	2.1.2 及び 2.2.12		■ II-9-5
14 輸血・血液製剤記録	14.1	輸血・血液製剤記録の記載項目	診療録もしくは輸血伝票等に定めた事項を記録している	製品名、製造ロット番号、使用年月日、患者氏名を記録している			2.2.13 及び 3.2.3	2.2.11		■ II-8-4 (6)
	14.2	輸血・血液製剤の投与計画	輸血・血液製剤の投与計画をガイドラインに基づいて適切に立てている	①血液製剤投与の根拠となった臨床所見、出血量、ヘモグロビン濃度、血小板数、血液凝固検査(PT等)、アルブミン濃度等を記録している ②臨床所見、検査値等に基づいて、到達すべき目標値を計算し、投与量、投与間隔を考慮している			2.2.13	2.2.11		—
	14.3	輸血・血液製剤の説明	輸血療法の必要性とリスクを文書で適切に説明し、記録している	①患者または家族が理解できる言葉で、輸血療法の必要性とリスク等を十分に説明している ②患者または家族への説明を記録している			2.2.13	2.2.11		■ II-8-4 (1)
	14.4	輸血・血液製剤投与の同意書	輸血・血液製剤投与について同意し、患者あるいは家族の同意を得て同意書を作成している	①病院で定めた定型の同意書に基づいて説明し、同意書には、説明内容と共に以下を記録している i患者が説明を受けた日、ii説明した医師名、iii説明を受けた患者または家族の署名			1.1.2 及び 2.2.13	1.1.2 及び 2.2.11		■ II-8-4 (1)
	14.5	輸血・血液製剤投与の指示	医師が、輸血・血液製剤投与を具体的に指示し、記録している	①実施日、血液製剤名、実施単位数等を具体的に記録している ②診療録、輸血実施票等に指示医師名を記録している			2.1.4	2.1.4		—
	14.6	輸血・血液製剤投与の指示受け	輸血・血液製剤投与の指示を受けた看護師名等を記録している	診療録、輸血実施票等に指示を受けた看護師名等を記録している			2.1.4	2.1.4		—
	14.7	輸血・血液製剤投与中・投与後の観察	①診療録に輸血前、輸血中、輸血後の患者の状態や反応を観察している ②①を記録している	①輸血実施者による輸血開始前、輸血開始時の体温、輸血開始15分、輸血終了時の体温、脈拍、血圧、さらに可能であれば、経皮的動脈血酸素飽和度(SpO₂)を観察している ②①を記録している 同時に副作用と合併症の発生の有無を記録している			2.2.13	2.2.11		—
	14.8	輸血・血液製剤の使用量	血液製剤名と投与量を記録している	血液製剤名、投与量、輸血実施者を記録している			2.2.13	2.2.11		—

大項目 番号	大項目 内容	小項目 番号	小項目 内容	評価の視点 何をすべきか	評価の要素 具体的行動 何をしているか（実績を確認する）	病院機能評価 3rdG: Ver.2 1	病院機能評価 3rdG: Ver.2 2	法定検査（調査）	自己評価	他者評価	備考 判断基準・参考等	評価項目 評価の視点の改善点の提案
		14.9	血漿分画製剤	①血漿分画製剤の投与の根拠となった臨床所見、検査値などを記録している ②投与した血液製剤名と投与量を記録している	①臨床所見 ②検査値 ③血漿分画製剤種類 ④投与量 ⑤実施者 を記録している	2.2.13	2.2.11	—				
		14.10	輸血効果を評価	輸血の効果を評価し、診療録に適切に記録している（ガイドラインの適正使用の項）	輸血後の臨床症状や臨床検査値を記録し、輸血の効果の評価を記録している	2.2.13	2.2.11	—				
15	リハビリテーション記録	15.1	リハビリテーション計画	①入院時の患者の身体機能を評価し診療録に添付している ②評価を基にリハビリテーション実施計画書を作成している	①機能回復に必要な身体機能面、ADL面等を評価し、診療録に記載している ②評価に基づいてリハビリテーション実施計画書を作成している ③診療録にリハビリテーション実施計画書を記載している	2.1.2 及び 2.2.7 及び 2.2.19	2.1.2 及び 2.2.5 及び 2.2.17	—				
		15.2	リハビリテーションの説明、同意	①リハビリテーション実施計画書に基づいて説明している ②実施計画に関して患者もしくは家族の同意を得ている ③説明と同意を得たことを記録している	①リハビリテーション実施計画書に基づいて、患者もしくは家族にわかりやすく説明している ②署名欄には患者名、署名を得ている ③診療録にリハビリテーション実施計画書を記載し、同意を得たことを記録している	1.1.2 及び 2.2.19	1.1.2 及び 2.2.17	—				
		15.3	訓練の経過、効果、指導内容	①リハビリテーション経過に関する評価や効果、患者の状態の変化等を診療録に記録している ②退院時に患者または家族に説明した指導の内容を記録している	①日々の記録で、訓練の経過や効果を記録している ②退院時リハビリテーション指導料を算定する場合、指導の要点を記録している	2.1.2 及び 2.2.19	2.1.2 及び 2.2.17	—				
16	地域連携に関する記録（診療情報提供書）	16.1	診療情報提供書の記載項目	医療機関ごとに定めた診療情報提供書の書式に必要事項を記録している	①患者氏名、性別、年齢、職業 ②傷病名、③紹介目的、④既往歴、家族歴、⑤症状経過および検査結果、⑥現在の処方内容等、⑦添付資料の明記（画像データ、検査記録等）、⑧紹介先医療機関名、⑨当該病院の診療科名、医師名、押印、⑩作成日	2.1.2	2.1.2	★ 3-3- ②④⑦				
		16.2	診療情報提供書を診療録に添付	診療情報提供書を作成し、交付した診療情報提供書をスキャンし、電子カルテに保存している	診療情報提供書を作成後、一定期間以内にスキャンし、電子カルテで参照できるようにしている	—	—	★ 3-4- ②④⑦				
		16.3	紹介元への報告書	紹介元に、担当医が、患者の経過がわかるように記録した報告書を提出している	①患者氏名、性別、生年月日、年齢 ②傷病名、③治療経過、④紹介元医療機関名、⑤当該病院の診療科、医師名、押印、⑥作成日 紹介元に診療状況がわかるように記録している	1.2.2	1.2.2	★ 3-5- ②④⑦				

大項目	No.	中項目	点検内容	詳細点検内容	参照	参照	備考
17 身体抑制に関する記録	17.1	身体抑制の説明・同意	身体抑制実施の説明・同意を記録している	①身体抑制の必要性を評価し、リスクの説明を記載している。定型文（チェックリスト・チェックシート）等の説明文書を用いたときは、ファイリングしている ②同意書は医師、看護師、患者または家族の署名を記録している	1.1.2及び2.1.2及び2.2.20	1.1.2及び2.1.2及び2.2.18	—
	17.2	身体抑制の適用基準と手順	身体抑制の適用基準と実施手順を明確にしている	①入院患者で抑制の適応となる可能性の高い患者、あるいは適用となった患者もしくは家族等に抑制の必要性を説明している ②必要性の判断、説明内容を記録している ③必要性の確保のため、安全性・有効性を評価している（部位・器具等） ④治療を継続する必要性、中止可能かを評価している	2.2.20	2.2.18	—
	17.3	医師の指示と実施	適用・解除は、医師の指示に基づいて実施し、記録している	①医師が抑制を指示している ②抑制が必要でなくなったと医師が判断したときに、解除を指示している ③判断、指示、実施、解除を適切に記録している	2.1.4及び2.2.20	2.1.4及び2.2.18	—
	17.4	身体抑制患者の観察	抑制中は、看護師が患者の状態・反応を観察し、診療記録に記載している	①抑制部が循環障害、過度な苦痛、反応はないか、観察した内容を記録している ②抑制の目的を達成しているかどうかを記載している（点滴は抜去されず、抑制部に循環障害をきたしていないか等）	2.2.20	2.2.18	—
18 転倒・転落に関する記録	18.1	転倒・転落リスクの評価手順	明確化した転倒・転落のリスク評価手順を元にリスク評価項目を評価している	①転倒・転落の評価手順を明確にしている ②評価手順を元にリスク項目について評価している	2.1.6	2.1.6	—
	18.2	転倒・転落リスクの説明	転倒・転落について、患者・家族に説明し、その内容を記録している	①患者・家族に転倒・転落について説明している ②説明した内容を経過記録している	1.1.2及び2.1.2及び2.1.6	1.1.2及び2.1.2及び2.1.6	—
	18.3	転倒・転落のリスク評価の記録	転倒・転落のリスクがある患者の状態を評価し、適切に記録している	①入院時、入院から3日、1週間ごと、転倒・転落事故発生時、退院時等、必要なときにリスクを再評価している ②評価時記録にファイリングしている	2.1.6	2.1.6	—
19 褥瘡に関する記録	19.1	褥瘡のリスクの説明	看護師は、褥瘡のリスクを診療記録に記載し、褥瘡のリスクを患者に説明している	①定型評価用紙（褥瘡記録用紙等）があれば、診療記録にファイリングしている	2.2.16	2.2.14	☆重点的に調査を行う施設基準 2-6 (2)
	19.2	リスク評価と計画	病院で定めた褥瘡評価が明確であり、リスク評価に基づいて計画を立てている	①病院で定めた手順、書式に則って評価している ②褥瘡記録用紙に経過記録の項目を記録している	2.2.7及び2.2.16	2.2.5及び2.2.14	☆重点的に調査を行う施設基準 2-6 (3)
	19.3	リスクがある患者の観察	看護師は、褥瘡の状態を観察し、褥瘡記録用紙に記録している	①初回評価後も定期的に所定の項目を評価する。全入院患者を評価している ②リスクの低い患者でも、決めた頻度で評価している ③リスクの高い患者は、特別な対策を講じるとともに記録に評価・記録している	2.2.16	2.2.16	☆重点的に調査する施設基準 2-6 (3)

44

番号	大項目内容	小項目	評価の視点 何をすべきか	具体的行動（実績を確認する）	病院機能評価 3rdG: Ver.2 1	2	法定検査（調査）	自己評価	他者評価	備考 判断基準・参考等	評価項目 評価の視点の改善提案
19.4		褥瘡の状態	深度・部位・院内発生か否かを記録している	褥瘡発生報告書等の定型書式に、深度、部位、院内発生か否か等の項目を記録している	2.2.16	2.2.14	—				
20 20.1	退院療養計画書	退院療養計画書の作成	退院時に、退院後の療養に関する計画書を作成している	①予定の退院日を記録している ②主治医名および主治医以外の担当者名を記録している ③退院後の治療計画を記録している ④退院後の療養上の留意点を記録している ⑤退院後の療養に必要な保健医療について記録している ⑥退院後に必要な保健医療または福祉について記録している	2.2.21	2.2.19	■ Ⅱ-9-3				
21 21.1	死亡診断書	死亡診断書の記載事項	死亡診断書に、定められた方法で必要事項を記録している	①死亡時刻は心肺停止を記録している ②Ⅰ欄には原則1つの病名を記録している。手術、解剖した際 ③病死および自然死か、外因死か等の医学的・客観的事実を元に記録している	2.1.2 かつ 2.2.10	2.1.2 かつ 2.2.8	—				
21.2		死亡診断書と診療記録との整合	死亡診断書の記載項目（死亡日時・傷病名・発症日など）と診療記録を整合させている	死亡日時・死亡の原因となった傷病名、発症日、手術歴、症日、手術歴、解剖の有無等を診療記録している	2.1.2 かつ 2.2.10	2.1.2 かつ 2.2.8	—				
22 22.1	患者相談	患者・家族からの医療相談内容	患者・家族からの医療相談に対応し、相談内容を適切に記録している	①相談内容を具体的に記録している ②医師ほかからでなく、関係する多職種が相談に関わって記録している ③多職種な相談に対応している	2.2.8	2.2.6	—				
22.2		患者・家族への退院支援を適切にしている	退院、転院などに関する説明と同意を適切に記載している	①退院支援計画（入退院支援計画書など）を作成している ②退院後の療養の継続性について検討・計画している ③退院・実施した内容を記録している ④患者および家族の反応を記録している	1.1.2 及び 2.2.21	1.1.2 及び 2.2.19	—				
22.3		回復困難と判断した場合の対応	治療しても回復が期待できない状態と医師が判断した場合、他の医師、看護師等と家族を交えて検討し、適切に記録している	①回復が期待できない場合には、患者や家族の意向を尊重し、他の医師、看護師等と家族の意向を交えて終末期に向けた計画を検討している ②患者・家族に説明する際は、可能な限り医師以外の医療者も同席し、十分に説明し、理解し同意を得たことがわかるよう記録している	2.2.23	2.2.21	—				

第7章

評価項目の解説

1．入院診療計画書

1.1 患者（家族）の署名

【評価の視点】

入院診療計画書の患者署名欄に署名を得ている。

【評価の要素】

承諾したことを示す，患者の署名，もしくは患者が署名できない場合は家族の署名を得ている。

【解説】

単に署名を得るのではなく，患者あるいは家族が説明内容を理解し，診療に同意する旨を記録したうえで，署名を得ている。

1.2 作成期日

【評価の視点】

入院後7日以内に関係職種が共同で作成し，患者に説明している。

【評価の要素】

医師，看護師，その他治療に関わる関係職種（必要時，管理栄養士，理学療法士等）が関与し，7日以内に説明したことがわかるように記録している。

【解説】

① 医師，看護師，その他治療に関係する職種（必要時，管理栄養士，理学療法士等）が関与するが，その全職種が一堂に会する必要はない。職種間の情報共有が必要である。

② 入院診療計画書は，入院基本料算定に必須である。入院後7日以内に作成しているだけではなく，患者に説明して交付したことがわかる記録が必要である。

1.3 期日までに提供できない理由

【評価の視点】

入院後7日以内に患者に計画書を提供できなかった場合，その理由を診療記録に記載している。

【評価の要素】

入院後7日以内に提供できなかった理由を画一的ではなく，症例ごとに，具体的に記録している。

【解説】

身寄りがなく入院後24時間以内に死亡したため，入院診療計画書を説明できなかった等，説明できない具体的な理由を診療記録に記載する。

1.4 写しの保存

【評価の視点】

患者に交付した写しを診療記録に保存している。

【評価の要素】

原本を患者に交付し，写しを病院に保存している。

【解説】

病院は控えを保存する必要がある。

1.5 診療計画の策定

【評価の視点】

医師，看護師，その他必要に応じ，関係職種が共同で総合的な診療計画を策定している。

【評価の要素】

医師だけで作成せず，看護師，必要に応じて管理栄養士，理学療法士等と共同で総合的な診療計画を策定している。

【解説】

入院診療計画書はチーム医療が求められるため，症例ごとに，医師以外にも，看護師，特別な栄養管理が必要な場合は管理栄養士，理学療法が必要な場合は理学療法士等も共同で作成する。クリニカル・パスも診療計画の一種であり，その活用状況を評価する。

1.6 ● 記録事項

【評価の視点】
　病名，症状，診療計画，検査内容および日程，手術内容および日程，推定できる入院期間，特別な栄養管理の必要性の有無，説明日を記録している。

【評価の要素】
　① 入院の原因となった病名および主要な症状を記録している。
　② 入院中に行う検査，手術，投薬その他の治療（看護計画やリハビリ計画など）に関する診療計画を記録している。
　③ 予定入院期間を記録している。
　④ 院内規定による特別な栄養管理の必要性の有無を記録している。
　⑤ 説明日を記録している。

【解説】
　① 入院の原因と考える傷病名のうち，最も可能性の高い病名を記録する。
　② 診断が未確定の場合は，治療に結び付く診断の確定に必要と考える検査，手術，投薬その他の治療に関する計画を記録する。診断が確定している場合も，同様に計画を記録する。
　③ 可能な限り推定できる入院期間を記録する。
　④ 特別な（通常とは異なる）栄養管理が必要（低栄養，褥瘡等）と医師が判断した場合は，「あり」と記録し，不要（通常の栄養管理）の場合は，「なし」と記録する。
　⑤ すべての関係職種が記録したあと，患者に説明した日付を記録する。

1.7 ● 説明者の署名（または記名・押印）

【評価の視点】
　作成に関わった全職種が署名（または記名・押印）している。

【評価の要素】
　「看護計画」，「特別な栄養管理の必要性」，「理学療法の必要性」等の項目ごとに，関係する職種が署名（または記名・押印）している。

【解説】
　「看護計画」，「特別な栄養管理の必要性」，「理学療法の必要性」等の項目ごとに，関係する職種が異なる。
　1.5で述べたとおり，入院診療計画書作成には多職種の関与が求められており，医師・看護師はもちろんのこと，特別な栄養管理が必要な場合は，管理栄養士が署名する。また，理学療法が必要な場合は，理学療法士等が署名する。

48

1.8 判読可能（見読性）

【評価の視点】

署名を判読できるように記録している。

【評価の要素】

医師，看護師，その他治療に関わる関係職種の署名を読める文字で記録している。

【解説】

署名は責任の所在や作成の真正性を証明するのに重要な記録であり，わかりやすい文字で記録することが重要である。電子印鑑，電子認証の場合は，署名は必要ない。

（参考資料：病院機能評価事業　https://www.jq-hyouka.jcqhc.or.jp/accreditation/price_list/）

2. 経過記録：医師

2.1 入院時記録

【評価の視点】

入院に至るまでの患者情報をもれなく記録し，入院時点での患者の状態を理解できるように記録している。

【評価の要素】

鑑別疾患を考慮して①～③を記録している。
① 主訴，現病歴，既往歴，家族歴，職業歴，アレルギー，嗜好等
② 全身診察所見
③ 検査所見（生化学，画像，生理）

【解説】

患者の状態を把握するためには，現病歴のみならず，関連する情報を網羅する必要がある。患者が話したことだけでなく，家族等からも医師が必要な情報を聞き出しているかが重要である。

2.2 患者状態の把握

【評価の視点】
① 前項2.1の患者情報を元に，医学的な問題点を明らかにしている。
② 問題点から鑑別疾患をあげ診断している。
③ 診断に至らない場合は症状を把握し追跡方法を示す。
④ 随伴疾患，合併疾患を明らかにしている。
⑤ 療養上の留意点を記録している。

【評価の要素】
① 患者の症状，検査所見，画像所見，既往歴，ＡＤＬ等に関する問題点を把握して列挙してい

る。
② 問題点から主たる疾患の診断とその診断根拠を記録している。
③ 診断できない場合は今後の診断計画を記録している。
④ 主疾患以外でも経過観察すべき事項の観察項目を決めている。
⑤ 療養上問題となる事項（認知，フレイル等）を明瞭に記録し，対処法を検討している。

【解説】
① 主訴にとらわれず，関連するすべての情報を把握するように努める。
② 患者からの情報を統合して病態を把握する。疾患が診断できれば重症度等に応じて治療方針，観察項目が決まることが多い。
③ 診断に至らなかった場合は鑑別疾患を挙げて，身体所見の推移，検査等から診断計画を記録する。
④ 主疾患以外でも身体所見，検査等の観察項目を決めて重症度の推移や，重症に推移した場合の対処法を考慮する。
⑤ 療養上の問題点に対して看護計画等が立てられるように記録する。

2.3 入院の必要性と評価

【評価の視点】
① 前項2.2で把握した疾患の診断，問題点に基づき，入院治療の適応を評価している。
② 入院治療の適応がある場合，当該病院の機能に鑑みて入院の妥当性を評価している。

【評価の要素】
① 入院治療の適応となる病態か判断している。
② 当該病院の機能を考慮し入院の妥当性を判断している。専門性や重症度等から判断している。

【解説】
① 入院の必要性を記録する。軽症であっても今後悪化が予想される場合。毎日通院では困難な場合等も入院が必要であることが考えられる。
② 当該病院の機能から治療可能な疾患であるか，当該疾患の診療に必要な医療資源が整っているか，当該病院入院に適切な重症度であるか。例えば軽症の場合でも，急速な重症化を予測している，あるいは重症の場合では，高次機能の医療施設への入院を考慮する。

2.4 診療プロセスの評価

【評価の視点】
① 医学的，療養上の問題点に対する治療の効果や観察を経時的に記録している。
② 記録内容を評価している。

【評価の要素】
① 診断がつき治療開始後は観察項目（身体所見，検査結果）の経過・結果を客観的に記録している。診断できていない場合は症候等の観察項目を決めて記録している。

    ② 観察項目を評価して推移を把握している。

【解説】
    ① 診断している場合は治療方針（計画）に基づき，効果等を中心に記録する。必要があれば計画を修正する。診断できていない場合は患者状態の変化等の観察項目を決める。
    ② 決めた観察項目（身体所見，検査，画像所見等）を評価し，治療の効果，症状の推移等を判定する。

2.5 観察所見・検査内容

【評価の視点】
病状に応じて観察，検査所見を客観的に記録している。

【評価の要素】
観察所見は，検査は異常な点ばかりでなく，必要に応じて異常がないことも記録している。

【解説】
臨床症状，検査所見等の推移をみながら疾患，病態の経過をみる。症状，検査所見が悪化，改善か変化なしかを記録する必要がある。また場合によって併発症の出現の有無を記録する必要がある。

2.6 病態の評価

【評価の視点】
病態を把握するうえで客観的な指標を決めて評価している。

【評価の要素】
評価指標は誰が判断しても同じ評価になる指標が好ましい。

【解説】
評価指標が客観的で誰でも判断できるかどうか，また評価指標の結果だけ記録していることも多いが，評価，判断しているかをみる。

2.7 治療計画

【評価の視点】
治療方針を立てている。

【評価の要素】
主病名，副病名ごとに治療方針を立てている。病状の変化に応じて計画を修正している。

【解説】
主病名だけでなく複数の疾患が併存していることがある。それぞれに対して診療計画を立てる。また

病状が変化したときには計画を修正する。

2.8　治療の評価

【評価の視点】

治療結果を評価している。

【評価の要素】

主病名，副病名ごとに治療方針を立てている。病状の変化に応じて計画を修正している。

【解説】

治療の評価は臨床症状，検査値等で判断する。評価方法は自明な時もあるが，評価基準はそれぞれの患者病態により異なることがある。病態に合わせた評価基準に基づいて判断する。

2.9　記録者の署名

【評価の視点】

記録者が署名している。

【評価の要素】

記録者が署名している。

【解説】

電子カルテでは自動的に記載者を記録するので評価対象としない。

2.10　指導医の研修医への指導内容

【評価の視点】

研修医が単独で記録していない。

【評価の要素】

指導医が研修医の記録を承認している。

【解説】

研修医が記録した内容を，指導医が大幅に修正して記録してはいけない。指導して研修医に修正させるか，あるいは指導医が追記して記録を完成する。

2.11　加算項目の要件

【評価の視点】

加算項目の要件を適切に記録している。

【評価の要素】

　総合評価加算，救急医療管理加算，呼吸心拍監視，心臓超音波検査，ＣＴ撮影，麻酔管理（周術期の記録）等を記録している。

【解説】

　診療録記載等を算定要件としている診療報酬項目があり，要件を記録していることの確認が必要である。

2.12　患者・家族等への説明

【評価の視点】

　患者・家族等への説明と患者・家族等の反応を記録している。

【評価の要素】

　個別かつ具体的な病状等を患者・家族等に説明した内容と，説明時の患者・家族等の反応を適切に記録している。

【解説】

　病状の一般的な説明では不十分である。患者の年齢，性別，重症度，合併症等により病状は異なり，個別の説明と，説明時の患者・家族等の反応も含めその記録が必要である。病院機能評価機能種別版評価項目解説集一般病院2　3rdG：ver2.0 では，「1.1.2 患者が理解できるような説明を行い，同意を得ている」の項目解説において，「説明後の患者・家族の反応を記録から確認する」としている。

2.13　病名登録

【評価の視点】

　病名を登録している。

【評価の要素】

　①　主病名，副病名を登録している。
　②　DPC 対象病院では，入院期間中に最も医療資源を投入した病名を登録している。

【解説】

　厚生労働省発出の「診療報酬請求書等の記載要領等について」において，疾病名を主傷病と副傷病に分けるようにとの通達がなされている。傷病名は「傷病名コードの統一の推進について」を参照し，傷病名コードに記載されたものを用いること，主傷病，副傷病の順に記載すること，主傷病については原則として１つ，副傷病については主なものについて記載することとされている。

　　　　　　　（診療報酬請求書等の記載要領等について　https://www.mhlw.go.jp/hourei/doc/tsuchi/T200401S0450.pdf）

　　　　　　　（傷病名コードの統一の推進について　https://www.mhlw.go.jp/content/12400000/000613516.pdf）

注 文 書

2023.5

※この面を弊社宛にFAXして下さい。あるいはこのハガキをそのままご投函下さい。

医学通信社・直通FAX → 03-3512-0250

お客様コード						(わかる場合のみで結構です)		

ご住所〔ご自宅又は医療機関・会社等の住所〕	〒	電話番号	
お名前〔ご本人又は医療機関等の名称・部署名〕	（フリガナ）	ご担当者	（法人・団体でご注文の場合）

〔送料〕1〜9冊：100円×冊数，10冊以上何冊でも1,000円（消費税別）

書籍	ご注文部数		
診療点数早見表 2023年4月増補版 〔2023年4月刊〕		手術術式の完全解説 2022-23年版 〔2022年6月刊〕	
DPC点数早見表 2023年4月増補版 〔2023年4月刊〕		臨床手技の完全解説 2022-23年版 〔2022年6月刊〕	
薬価・効能早見表 2023 〔2023年3月刊〕		医学管理の完全解説 2022-23年版 〔2022年6月刊〕	
受験対策と予想問題集 2023年前期版 〔2023年4月刊〕		在宅医療の完全解説 2022-23年版 〔2022年8月刊〕	
診療報酬・完全攻略マニュアル 2023年4月補訂版 〔2023年4月刊〕		請求もれ&査定減ゼロ対策 2022-23年版 〔2022年10月刊〕	
窓口事務【必携】ハンドブック 2023年版 〔2023年4月刊〕		プロのレセプトチェック技術 2022-23年版 〔2022年8月刊〕	
医療事務【実践対応】ハンドブック 2023年版 〔2023年4月刊〕		在宅診療報酬Q&A 2022-23年版 〔2022年8月刊〕	
最新・医療事務入門 2023年版 〔2023年4月刊〕		労災・自賠責請求マニュアル 2022-23年版 〔2022年8月刊〕	
公費負担医療の実際知識 2023年版 〔2023年4月刊〕		医師事務作業補助・実践入門BOOK 2022-23年版 〔2022年8月刊〕	
医療関連法の完全知識 2023年版 〔2023年4月刊〕		"保険診療&請求"ガイドライン 2022-23年版 〔2022年7月刊〕	
最新 検査・画像診断事典 2023年4月増補版 〔2023年4月刊〕		入門・診療報酬の請求 2022-23年版 〔2022年7月刊〕	
レセプト総点検マニュアル 2023年版 〔2023年4月刊〕		レセプト請求の全技術 2022-23年版 〔2022年6月刊〕	
医療事務100問100答 2023年版 〔2023年4月刊〕		特定保険医療材料ガイドブック 2022年度版 〔2022年7月刊〕	
診療報酬・完全マスタードリル 2023年版 〔2023年4月刊〕		介護報酬早見表 2021年4月版 〔2021年5月刊〕	
医療事務【BASIC】問題集 2023 〔2023年4月刊〕		【電子カルテ版】診療記録監査の手引き 〔2020年10月刊〕	
デジタル"医業"プロフェッショナル 〔2023年5月刊〕		"リアル"なクリニック経営―300の鉄則 〔2020年1月刊〕	
患者接遇パーフェクト・レッスン 2023年新版 〔2023年3月刊〕		医業経営を"最適化"させる38メソッド 2021年新版 〔2021年4月刊〕	
診療報酬Q&A 2023年版 〔2022年12月刊〕		リーダー心得&チームマネジメント術 〔2021年9月刊〕	
		（その他ご注文書籍）	

電子辞書BOX『GiGi-Brain』申込み   ※折返し，契約・ダウンロードのご案内をお送りいたします

□ 『GiGi-Brain』を申し込む   （□欄に ✓ を入れてください）

メールアドレス（必須）

『月刊／保険診療』申込み (番号・文字を○で囲んで下さい)   ※割引特典は支払い手続き時に選択できます

① 定期購読を申し込む 〔   〕年〔   〕月号から 〔 1年 or 半年 〕

② 単品注文する（   年   月号   冊） ③『月刊／保険診療』見本誌を希望する (無料)

101-8795

308

（受取人）
東京都千代田区神田神保町 2-6
（十歩ビル）

医 学 通 信 社 行

TEL.03-3512-0251　FAX.03-3512-0250

‖‖‖·‖‖·‖‖‖‖‖‖·‖·‖·‖·‖·‖·‖·‖·‖·‖·‖·‖·‖‖‖

【ご注文方法】

①裏面に注文冊数，氏名等をご記入の上，弊社宛に FAX して下さい。
　このハガキをそのまま投函もできます。
②電話（03-3512-0251），HP でのご注文も承っております。
→振込用紙同封で書籍をお送りします。（書籍代と，別途送料がかかります。）
③または全国の書店にて，ご注文下さい。

（今後お知らせいただいたご住所宛に，弊社書籍の新刊・改訂のご案内をお送りいたします。）

※今後，発行してほしい書籍・CD-ROM のご要望，あるいは既存書籍へのご意見がありましたら，ご自由にお書きください。

2.14 ● 毎日の状態

【評価の視点】
　当該日の状態を記録している。

【評価の要素】
　当該日の状態やデータがわかるように記録している。

【解説】
　過去日の記載を連日コピー記録していると，当該日の記録がわかりにくくなる。当該日の状態を簡潔に記録する。

2.15 ● 他の医師，他職種との情報共有

【評価の視点】
　他の医師，他職種にも理解できる日本語で記録している。

【評価の要素】
　複数職種が表現を理解できるか確認している。

【解説】
　専門職種は表現を省略しがちで，非専門職種には理解困難なことが多い。英語，略語では多くの職種には理解できないことが多い。また略語は誤解を生じるもとにもなるので，汎用的な略語に限定する。病院で使用可能な略語を取り決めしておくとよい。

2.16 ● 記録形式

【評価の視点】
　標準化した形式で記録している。

【評価の要素】
　SOAP に則り記録している。

【解説】
　標準化した形式である SOAP に則り記載することで，院内多職種の情報共有が容易になる。患者の訴え，客観的観察等を評価して対応，処置することが基本である。日常の診療内容・治療計画を記録する。

3. 経過記録：看護師

3.1 患者への心理的支援

【評価の視点】

入院中に適切に心理的支援し，その内容を経過記録に記載している。

【評価の要素】

① 入院検査・治療過程等における心理的変化について具体的に支援している。

② 患者自身が医療者に不安などを表明できるように支援している。

③ 以上の内容を適切に記録している。

【解説】

患者が入院，診療，治療に対し，変化する不安や混乱などの心理的変化が存在した場合，状況に応じて患者の心理的変化に気づき，その状況に応じて行った支援を経過記録に記載している。

3.2 清潔・排泄・食事支援

【評価の視点】

清潔・排泄・食事を援助し，その内容を経過記録に記載している。

【評価の要素】

① 清潔支援，

② 排泄支援，

③ 食事支援

を具体的に経過記録に記載している。

【解説】

① 清潔支援（入浴，清拭，更衣，陰部洗浄，洗髪，口腔ケア，洗面，整容，寝具交換，環境整備）を経過記録に記録している。

② 排泄支援（オムツ交換，尿器交換，ポータブルトイレ，排尿・排便介助）を経過記録に記載している。

③ 食事支援（食事の準備，食事摂取の見守り，食事介助）を経過記録に記載している。

3.3 看護評価，看護計画の時期

【評価の視点】

入院時に患者の状態を評価して，24時間以内に適切な看護計画を立案し，経過記録に記載している。

【評価の要素】

① 入院時，患者情報を収集・分析し，24時間以内に分析内容を元に問題の要因を特定し，問題

解決の目標を設定し，実施計画を策定している。

② その内容を経過記録または定めた場所に記載している

【解説】

基礎情報（用紙）に準じて，既往歴や日常生活の状況，現病歴などの情報を収集する。看護の問題点に対し標準看護計画に沿って計画を立案している。立案した内容は定めた場所もしくは経過記録に記載している。

3.4 看護必要度

【評価の視点】

看護必要度のA項目（モニタリング及び処置等）・B項目（患者の状況等）・C項目（手術等の医学的状況）について評価内容を経過記録に記載している。

【評価の要素】

① 患者の状態の観察と記録に基づいて評価している。

② A項目・B項目・C項目の該当している根拠，評価内容を記載している。項目内容の根拠を経過記録に記載している。

【解説】

2020年版「一般病棟用の重症度，医療・看護必要度に係る評価票　評価の手引き」では，以下のとおり評価の根拠について定めている。

> 8．評価の根拠
> 　評価は，観察と記録に基づいて行い，推測は行わないこと。当日の実施記録が無い場合は評価できないため，A項目では「なし」，B項目では自立度の一番高い評価とする。A項目（A7「専門的な治療・処置等」の⑤，⑩及び⑪に限る）の評価においては，後日，第三者が確認を行う際に，記録から同一の評価を導く根拠となる記録を残しておく必要があるが，項目ごとの記録を残す必要はない。
> 　記録は，媒体の如何を問わず，当該医療機関において正式に承認を得て保管されているものであること。また，原則として医師及び当該病棟の看護職員による記録が評価の対象となるが，評価項目によっては，医師及び病棟の看護職員以外の職種の記録も評価の根拠となり得るため，記録方法について院内規定を設ける等，工夫すること。
> 　なお，B項目については，「患者の状態」が評価の根拠となることから，重複する記録を残す必要はない。

3.5 他の看護師，他職種との情報共有

【評価の視点】

他の看護師，他職種がわかるように表現し，記録している。

【評価の要素】

看護師の記録は，担当者やその部署だけではなく，他職種にもわかる表現で記録している。

【解説】

専門分野で一般的な略語であっても，他分野では別の意味で用いる場合もある。

病院で決めた略語以外は使用しない。

3.6 外来看護師による入院説明

【評価の視点】

外来診察時，予定入院が決定した場合，入院前に，外来で看護師が患者・家族に入院中の概要を説明し，説明内容を経過記録に記載している。

【評価の要素】

① 外来看護師は入院が決定した場合，患者や家族に入院中の生活について「入院説明資料」を用いて入院前に説明している。

② その内容を経過記録に記載している。

【解説】

① 外来診察時，検査または治療のために入院が決定した患者に，入院日までに準備できるように，外来看護師が入院説明資料を用いて説明する。

② 外来看護師が，入院に必要な持参品，必要書類などを，患者・家族がわかるように説明し，その内容を経過記録に記載している。

4. 退院時要約：医師

4.1 退院時要約記録時期

【評価の視点】

退院患者の退院時要約を速やかに作成している。

【評価の要素】

① 退院の翌日から起算して14日以内に退院時要約を作成している。

② 作成した退院時要約を電子カルテに保存している。

【解説】

「診療録管理体制加算1（入院初日）100点」では，退院時要約は，診療報酬上の「診療録管理体制加算（A207）」の施設基準において「全診療科の全患者について退院時要約が作成されていること」と義務づけられている。また，前月に退院した患者のうち，退院日の翌日から起算して14日以内に退院時要約を作成し，中央病歴管理室に提出した患者の割合が毎月9割以上など，充実した診療録管理体制を有している施設が評価される。

4.2 ● 入院理由

【評価の視点】
　入院経路および入院治療の適応と判断した理由を記録している。

【評価の要素】
　①　主訴
　②　患者概要
　③　受診契機（紹介の有無）
　④　予定入院・緊急入院の別
　⑤　入院治療の適応と判断した医学的根拠等を記録している。

【解説】
　①　自覚症状，愁訴，
　②　家族構成，職業，嗜好，既往歴（家族歴），常用薬情報，中心人物，支援情報，ＡＤＬ，認知
　　　度——など。
　③　自主的受診，他施設からの紹介，自施設で経過観察中など，受診の契機を記録する。
　④　予定（定例）入院か緊急（≒予定外）入院かを区別する。
　⑤　症状，身体所見，検査所見，画像所見，既往歴，ＡＤＬなどにより判断した根拠を記録する。

4.3 ● 身体的所見

【評価の視点】
　当該入院の契機となった疾患の診断に至るまでの身体所見の推移，鑑別疾患等を記録している。

【評価の要素】
　①　主訴，現病歴，既往歴，家族歴，職業歴，アレルギー，嗜好等
　②　全身診察所見
　③　各種検査所見
　上記①から③を鑑別疾患を考慮して記録している。

【解説】
　入院の契機となった疾患ならびに状態のみならず，主要な既往歴も併記することが肝要である。

4.4 ● 入院治療の内容・経過

【評価の視点】
　治療方針に基づき入院中に実施した主要な医療行為および臨床経過を経時的に記録している。

【評価の要素】
　①　検査
　②　画像診断

③　処方
④　処置
⑤　注射
⑥　手術（術式）

上記①から⑥の評価，治療の効果，症状の推移を記録している。

【解説】

入院中の医療行為と臨床経過を一覧で把握できるように記録している。

4.5 ● 診断根拠

【評価の視点】

当該入院の主疾患の診断に至った経過と根拠を記録している。

【評価の要素】

4.3 の【評価の要素】を踏まえ，主疾患の診断理由を記録している。

【解説】

問診・諸検査結果を含めて鑑別すべき疾患を挙げ，適切に評価しているかを判断する。診断に至らない場合，症状経過の推移で診断したり，治療的診断を実施する場合があり，経過を踏まえて診断することもある。

4.6 ● 経過観察方法

【評価の視点】

今後の診療ならびに管理方針を記録している。

【評価の要素】

①　療養上の留意事項
②　当該科の今後の診療予定
③　転院
④　施設入所
⑤　訪問診療，訪問看護
⑥　訪問介護

上記①～⑥のうち，該当する項目について記録する。

【解説】

当該科の今後の診療方針にとどまらず，退院後の療養に必要な保健医療または福祉も，どのように管理するのかを含めて記録する。

4.7 ● 退院時の患者状態・状況

【評価の視点】

退院時の患者の状態を簡潔かつ適切に記録している。

【評価の要素】

① 身体状況
② 活動度
③ 認知度

等を記録する。

【解説】

退院時に，入院契機の疾患，入院中に新たに問題となった疾患の診療経過，および，入院中に身体状況，認知度が変化した場合も，状況と介護の方法をわかりやすく記録する。

4.8 ● 退院時処方薬等

【評価の視点】

退院時処方薬および常用薬を記録している。

【評価の要素】

退院時ならびに今後使用するすべての薬剤を記録している。

【解説】

常用薬も含めて，すべての薬剤を記録する。診療と介護継続のための情報である。

4.9 ● 統一書式

【評価の視点】

統一書式に基づいて記録している。

【評価の要素】

院内で定めた統一書式に記録している。

【解説】

電子カルテでは評価対象外項目であるが，統一書式に従わない記録もあり得る。

4.10 ● 退院時要約の病名とDPCの主病名

【評価の視点】

① 退院時要約に退院時診断名を記録している。
② 記録した傷病名と DPC コーディングの傷病名と整合させている。

【評価の要素】

① 主病名を含め，入院中に加療した病名を列記している。

② 退院時要約の主病名欄に記録した病名とＤＰＣの「主傷病名」を整合させている。

【解説】

① 退院時要約において，退院時診断名は要約情報の最重要部分である。

② 退院時診断名には，主傷病名・副傷病名・合併症・併発症・続発症等がある。

　また，診断名は，標準病名マスターによる表記が原則である。マスターにはＩＣＤコードが付与されており，利便性からも標準病名マスターによる病名登録が望ましい。

5. 退院時要約：看護師

5.1　看護要約作成時期

【評価の視点】

　退院後７日以内に，入院中の看護の引き継ぎ，退院後どのように看護，介護するか，わかるように記録している。

【評価の要素】

　退院後７日以内に看護要約を作成し，記録日を入力している。入院中の看護問題と計画，経過，日常生活度，必要な看護，介護等を記録している。

【解説】

　退院後７日以内に看護要約を作成し記載日を入力している。転院の場合は転院日まで，外来通院中の患者も次回通院日までに入院中の情報が必要である。病状の推移，日常生活度の状況，継続看護していくうえで必要な情報を記録していること。

5.2　看護問題

【評価の視点】

　看護要約の入院中の看護経過の項目に抽出した看護問題を記録している。

【評価の要素】

① 入院時の患者の状態について，標準看護計画，その他（転倒・転落リスク状態，褥瘡発生のリスク，認知症の看護）より看護問題を抽出している。

② 重要な看護問題を＃１（No１）から番号順に記録し，評価している。

【解説】

　①入院時の患者の状態について，標準看護計画，その他（転倒・転落リスク状態，褥瘡発生のリスク，認知症の看護）より看護問題をあげ，退院後の留意点がわかるように記録する。

5.3 ● 看護経過

【評価の視点】

　看護要約の入院中の看護経過の項目に，看護問題ごとに実施した看護介入の経過を記録している。

【評価の要素】

　抽出した看護問題ごとに実践した看護を時系列に記録している。

【解説】

　抽出した看護問題ごとに実践した看護を時系列に記録することで，退院後の看護・介護に参考になる。

5.4 ● 継続看護（処置・指導）

【評価の視点】

① 　入院中に達成できなかった問題を記録している。
② 　看護要約の退院後の必要な処置・指導などの項目に，達成できなかった問題に対する処置・指導を記録している。

【評価の要素】

① 　入院中に抽出した看護問題が退院時に達成できなかった問題を記録している。
② 　達成できなかった問題に対して今後必要な処置・指導を記録している。

【解説】

① 　入院中に実践した看護に退院時に達成できなかった問題がある場合，経過の記録により達成できなかった理由が理解できる。
② 　達成できなかった問題に対して今後必要な処置・指導を記録することで看護を継続できる。

5.5 ● 退院時の日常生活動作

【評価の視点】

　退院時の日常生活動作，意思疎通，麻痺の有無，拘縮の有無，内服薬管理の項目を記録している。

【評価の要素】

① 　退院時の移動動作
② 　移動補助の有無
③ 　食事形態や食事介助
④ 　排泄介助
⑤ 　排泄方法
⑥ 　入浴の自立度
⑦ 　更衣・洗面の自立度
⑧ 　意思疎通手段

②　麻痺・拘縮の有無

③　内服薬の自己管理

等の項目を記録している。

【解説】

　退院時の日常動作の状況を記録することで，退院後の状況の変化を判断する情報になる。

6.　チーム医療記録：呼吸ケア記録

6.1　呼吸ケア指示

【評価の視点】

　医師が呼吸ケアチームに指示し，指示内容を記録している。

【評価の要素】

①　医師が当該患者の治療を呼吸ケアチームに指示している。

②　指示を記録している。

【解説】

①　チーム医療および呼吸ケアチーム加算に関わる監査項目である。人工呼吸器離脱管理が必要なく，医師の指示がない場合は，「NA（対象外）」と評価する。医師の指示記録はないが，呼吸ケアチームが関与した記録があれば，指示記録がもれているとみなし，「0」と評価する。

　　人工呼吸器離脱管理の過程で，一時的に短時間，人工呼吸器を装着していない時間は，継続して装着しているものとみなす。

②　医師の記録でなくとも，「○○医師より呼吸ケアチームへ指示あり」等，他の職種が記録を残していた場合も評価してよい。

6.2　多職種カンファレンス　評価と計画

【評価の視点】

①　多職種がカンファレンスに参加したことがわかるように記録している。

②　人工呼吸器離脱に向け，患者の状態や治療状況を評価している。

③　適切に診療計画書を作成している。

【評価の要素】

①　人工呼吸器離脱管理に関与した多職種カンファレンスの参加者を記録している。

②　人工呼吸器の離脱に向け，患者の状態に応じたチームにより診療し，評価している。

③　診療計画書を作成している。

【解説】

①　多職種とは，医師・看護師・臨床工学技士・理学療法士等を指す。呼吸ケアチーム加算の施設基準等では，「患者の状態に応じて，歯科医師又は歯科衛生士がチームに参加することが望まし

い」としている。

② 人工呼吸器の離脱に向け，患者の状態に応じたチームで診療し，それを評価している。必要に応じて呼吸ケアチーム以外の医師，看護師等に人工呼吸器管理等を指導する。当該患者の診療を担う医師，看護師等と十分に連携を図る。

③ 呼吸ケアチーム加算の施設基準等では，「加算の対象患者について呼吸ケアチームによる診療計画書を作成」することと定めている。診療計画書には，人工呼吸器装着患者の安全管理，合併症予防，人工呼吸器離脱計画，呼吸器リハビリテーション等の内容を含む必要がある。

6.3　チーム回診記録

【評価の視点】
① チームで回診したことを記録している。
② 患者の訴え・状態や，治療の状況等を回診によりチームで把握し，記録している。

【評価の要素】
① チームで回診し，参加者を記録している。
② 回診で把握した患者の訴え・状態や，治療の状況等を記録している。

【解説】
① チームには，医師・看護師・臨床工学技士・理学療法士等を含む。
② 「回診実施」という事実の記録だけではなく，回診で把握した患者の訴え・状態や，治療の状況等を記録する必要がある。

7.　チーム医療記録：栄養サポートケア記録

7.1　栄養管理指示

【評価の視点】
医師が栄養サポートチームに栄養管理を指示し，指示を記録している。

【評価の要素】
① 医師が当該患者の栄養管理を栄養サポートチームに指示している。
② 指示を記録している。

【解説】
① チーム医療及び栄養サポートチーム加算に関わる監査項目である。栄養サポートチームが管理する必要がなく，医師の指示がない場合は，「NA（対象外）」と評価する。医師の指示記録はないが，栄養サポートチームが管理した記録があれば，指示記録がもれているとみなし，「0」と評価する。
② 医師の記録でなくとも，「○○医師より栄養サポートチームへ指示あり」等，他の職種が記録を残していた場合も評価してよい。

7.2 多職種カンファレンス 評価と計画

【評価の視点】

① 多職種が参加したカンファレンスを記録している。

② カンファレンスおよび回診の結果を踏まえ，栄養治療実施計画兼栄養治療実施報告書を作成している。

【評価の要素】

① 多職種でカンファレンスを実施し，参加者を記録している。

② カンファレンスおよび回診の結果を踏まえ，栄養治療実施計画兼栄養治療実施報告書を作成している。

【解説】

① 多職種とは，医師・看護師・薬剤師・管理栄養士等を指す。

② 栄養サポートチーム加算の施設基準等※では，「栄養治療実施計画兼栄養治療実施報告書（別紙様式5）を用いることが望ましいが，当該様式にある全ての項目に関する記録欄が適切に設けられていれば，各医療機関が作成した様式を使用して差し支えない」と定めている。すなわち，医療機関独自の様式を使っている場合は，様式内に別紙様式5に含まれる項目をもれなく含む必要がある。

※ 平成22年3月29日付疑義解釈より（診療点数早見表2020年4月版 p.145 事務連絡問5回答より）

7.3 チーム回診記録

【評価の視点】

① チームで回診したことを記録している。

② 患者の訴え・状態や，摂食状況等を回診によりチームが把握し，記録している。

【評価の要素】

① チームで回診し，参加者を記録している。

② 回診で把握した患者の訴え・状態や，摂食状況等を記録している。

【解説】

① 栄養サポート加算は，回診にチームを構成する4職種が全員参加しなければ算定できない。医師・看護師・薬剤師・管理栄養士の参加を記録する必要がある。

② 「回診実施」と実施した事実だけを記録していることがあるが，回診で把握した患者の訴え・状態や，ケアの状況等を記録する必要がある。

8．指示記録：医師

8.1　医師指示

【評価の視点】
　指示を入力・記録している。

【評価の要素】
　電子指示，指示簿に指示を入力・記録している。

【解説】
　多くの定時医師指示は電子指示である。電子指示でない指示のもれがないか留意する。

8.2　口頭指示・臨時指示

【評価の視点】
　口頭指示・臨時指示を記録している。

【評価の要素】
　抑制，モニター，人工呼吸器管理等も含め，医師が指示を入力・記録している。

【解説】
　抑制，モニター，人工呼吸器装着等を口頭指示することが多い。口頭で指示した場合も事後で医師が指示を入力またはカルテに記録していることを評価する。

8.3　判読可能（見読性）

【評価の視点】
　手書きの場合，判読可能としている。
　指示書（紙）をファイリングしている場合は，指示者が署名している。

【評価の要素】
　電子化できない指示は指示書に判読できるように記録し，署名している。

【解説】
　電子化によって，多くの指示が電子署名である。しかし電子化できない指示は指示書に記録し，署名する。

9．指示受け・実施記録：看護師

9.1 指示を受けた看護師の署名

【評価の視点】
① 医師から指示を受けている。
② 指示を受けた看護師が署名している。
③ 手書きの指示簿には指示受けした看護師が署名もしくは押印している。

【評価の要素】
① 医師の指示を確認している。
② 指示を受けた看護師が署名または押印している。

【解説】
　医師の指示を随時確認し，確認した看護師が署名している。電子カルテにおいても，指示書・口頭指示がある（9.2 参照）。

9.2 口頭指示・臨時指示受け

【評価の視点】
　口頭・臨時指示を受けた看護師が，内容を経過記録に記載している。

【評価の要素】
① 口頭指示，臨時指示の内容を確認している。
② 看護師が指示内容を経過記録に記載している。

【解説】
① （医師に患者の状況を報告し，）口頭指示または臨時指示を受けた場合には，復唱して，その内容を確認する。
② 医師から受けた指示の時刻，投与薬品または処置を経過記録に記載する。

9.3 実施記録と署名

【評価の視点】
① 実施した看護師が実施内容を経過記録に記載している。
② 実施した看護師が署名している。

【評価の要素】
① 注射，処置等を実施した看護師が実施内容を経過記録に記載している。
② 実施した看護師が署名または押印している。

【解説】
電子的に自動入力する場合は必要ない。

10. 検査・処置記録

10.1 侵襲を伴う検査の説明と同意書

【評価の視点】
① 患者に検査の必要性を説明している。
② 患者にリスクを説明している。
③ 同意書が必要な検査は，同意書を得ている。
④ ①〜③を記録している。

【評価の要素】
① 病歴，診察所見，非侵襲検査等から診断や治療法選択等のために，侵襲検査が必要であることを説明し，診療記録に記載している。
② 検査時に起こり得る副作用や身体に影響が出る可能性を説明し，診療記録に記載している。
③ 同意書には説明した医師，患者（代理人）の署名，日付等必要事項を判読できるようにもれなく記録している。

【解説】
　侵襲を伴う検査とは，造影剤を使用するCT・MRI・透視検査・マンモグラフィー，血管カテーテル検査，透視下の内視鏡検査，CT下の穿刺（生検），透視下の穿刺（PTCD等）である。それらは確定診断，治療法選択に必要である。しかし，侵襲を伴いリスクがある。①上記検査はそれぞれ方法，目的，リスクも異なる。また，患者の状態によってリスクも異なる。検査と患者の状態に即した必要性を，患者の状態を勘案して説明する。②起こり得るリスクは，患者の病態によって異なる。患者の病態に合わせてリスクを説明する。検査の目的と便益を説明する。

10.2 侵襲を伴う検査の問診

【評価の視点】
患者情報を把握し，記録している。

【評価の要素】
① 既往歴，アレルギー歴，検査歴，薬剤内服歴等を患者から聞き取り，侵襲検査の適応を判断し，診療記録に記載している。
② 既往歴，アレルギー歴，検査歴，薬剤内服歴等を診療記録で把握し，侵襲検査の適応を判断し，診療記録に記載している。

【解説】
① 検査の問診票がある場合は記録とみなす。問診結果から，患者の状態に即した検査の適応を判断する。

68

②　患者が話したことだけではなく，関連すると考えられる情報を把握する。リスクを把握した場合は，患者の病態に合わせリスクを回避する手段を計画する。

10.3 ● 検査結果と評価

【評価の視点】
①　検査結果を把握している。
②　検査結果を評価している。
③　①②を記録している。

【評価の要素】
①　すべての検査結果の所見を，診療録に記載している。
②　検査結果を評価し，診断・治療方針・経過観察等を記録し，診療計画の進捗を評価し，診療録に記載している。

【解説】
　すべての検査とは，血液検査，心電図，レントゲン等侵襲を伴う検査以外も含む。予定入院の場合は，入院前の検査も評価に含める。
①　胸部レントゲン，内視鏡，病理等の画像や検査結果を見て判断した内容を診療録に記載する。異常のない場合は，「異常なし」等の記録でよい。
②　検査結果の数値や病理報告書や画像報告書の文章をコピーしただけでは評価していないとみなす。結果を元に病状改善，悪化，あるいは新たな病状出現等と評価する。

10.4 ● 侵襲を伴う処置の適応

【評価の視点】
　侵襲を伴う処置の適応を明確に記録している。

【評価の要素】
　侵襲を伴う処置とは中心静脈カテーテル留置などである。術前に侵襲を伴う処置に対して適応や代替手段を考慮して記録している。

【解説】
　侵襲を伴う処置とは中心静脈カテーテル留置などである。術前に侵襲処置を行うときは，その処置の必要性について検討することは重要である。

10.5 ● 侵襲を伴う処置の同意書

【評価の視点】
　侵襲を伴う処置の同意書があり，必要性やリスクを明確にしている。

【評価の要素】

① 適応を適切に記録している。

② 処置名とその内容を適切に記録している。

③ 処置の危険性・他の方法との比較についてを適切に記録している。

④ 処置中に起こり得る症状とその際の対処を適切に記録している。

【解説】

　患者が適切な医療を受けるためには，患者・家族が理解できるように，適応，代替手段，リスク等を説明し，記録する必要がある。

10.6　侵襲を伴う処置の同意書への署名

【評価の視点】

　侵襲を伴う処置の同意書に署名している。

【評価の要素】

　医師名，患者名，同意者署名・日付，同席者署名・日付を適切に記録している。

【解説】

　単に署名を得るのではなく，患者あるいは家族が説明内容を理解し，診療に同意する旨を記録したうえで，署名を得ている。

10.7　侵襲を伴う処置の実施記録

【評価の視点】

　侵襲を伴う処置の実施記録を作成しており，必要事項を記録している。

【評価の要素】

　施行年月日・実施場所・タイムアウト・実施種別・モニタリング資材準備・使用機材・施行方法・術者，介助者名を適切に記録している。

【解説】

　実施の記録があればよいのではなく，院内の実施マニュアルに沿って記録していることが重要である。

10.8　侵襲を伴う処置後の回診

【評価の視点】

　処置後回診し，手技による合併症や状態変化を記録している。

【評価の要素】

　主治医または執刀医が処置による合併症や状態変化などの術後経過を適切に記録している。

【解説】

　処置による合併症発生の有無やその後の対応についてわかりやすく記録している。術後の状態を観察することは，合併症の早期発見に重要である。

11. 薬剤記録：医師

11.1　医師指示簿と署名

【評価の視点】

　入力指示以外の指示簿があれば，その内容と指示日，医師名を診療記録に記載している。

【評価の要素】

　電子カルテに添付（スキャンした）の手書き指示書の指示内容と署名またはサインを判読可能としている。

【解説】

　主治医だけでなく，診療に関わった医師が評価対象である。指示簿には署名でなくサインの場合もある。

11.2　口頭指示，臨時指示

【評価の視点】

　口頭指示，臨時指示を電子カルテに反映している。

【評価の要素】

　①　「口頭指示」は，指示受け看護師が記録している。
　②　医師が事後，指示を入力している。

【解説】

　「口頭指示」は，看護師による口頭指示の記録と医師による事後指示が対応していなければ，いずれかの記録の間違いであり，適切に記録しているとは言えない。評価を1とする。

11.3　薬剤に関する説明と同意

【評価の視点】

　新規で抗がん剤（内服・注射）レジメンを開始するとき，説明と同意の記録を記載している。

【評価の要素】

　①　使用するレジメン用紙を診療記録に添付（スキャン）している。
　②　費用，生活の注意点，リスク等の説明を記録し，同意書を取得している。

【解説】

　抗がん剤使用患者は院内登録したレジメンに基づき化学療法を施行する。

11.4　投薬・投与, 実施確認

【評価の視点】

　麻薬, 抗がん剤, 抗生剤など, 治療に影響する主な薬剤について, 医師の投薬・投与, 実施確認を記録している。

【評価の要素】

　医師による麻薬, 抗がん剤, 抗生剤などの投与計画, 投与後の評価を記録している。

【解説】

　治療に影響する主な薬剤（麻薬, 抗がん剤, 抗生剤など）について, 投与計画から投与後の評価を記録する必要がある。

11.5　処方箋の必要事項

【評価の視点】

　発行した処方箋に必要事項（患者氏名, 生年月日, 処方医師名, 他）を記録している。

【評価の要素】

　発行した院外処方箋の控えがない場合には監査できないが, 疑義照会状況で確認している。

【解説】

　医師は患者に交付する処方箋には患者の氏名, 年齢, 薬名, 分量, 用法, 用量, 発行年月日, 使用期間および病院もしくは診療所の名称および所在地を記載し, 記名押印または署名しなければならない。

　オーダリングでは基本項目を設定済みのため, 電子カルテの場合は監査を省略できる。

11.6　麻薬処方箋の必要事項

【評価の視点】

　発行した麻薬処方箋に必要事項を記録している。

【評価の要素】

　麻薬処方箋の記名押印または署名, 麻薬施用者免許番号を記録している。

【解説】

　都道府県知事から免許を受けた麻薬施用者のみが麻薬施用のための麻薬を記録した処方箋（「麻薬処方箋」）を交付できる。麻薬処方箋には麻薬施用者自身が必要事項を記録する必要がある。記載内容については不備がないように注意する。

11.7　持参薬の管理と指示

【評価の視点】

　持参薬の有無，鑑別結果があり，医師が入院中の使用を指示している。

【評価の要素】

　持参薬鑑別報告書（持参薬チェックシート）に，「継続使用」か「中止」かおよび指示医師名を記録している。

【解説】

　DPC 対象病院では，予定入院の患者において，当該入院の契機となった傷病の治療に使用することを目的とする薬剤は，特段の理由がない限り，当該病院の外来で事前に処方すること等によって患者に持参させ入院中に使用してはならない。これに基づいた使用に関する判断の記録が必要である。

12.　薬剤記録：薬剤師・看護師

12.1　実施した看護師の署名

【評価の視点】

　薬剤を投与した看護師が署名している。

【評価の要素】

　注射薬，内服・外用薬を実施入力した看護師氏名と時間を記録している。
　頓用で使用した場合は，使用ごとに看護師が記録している。

【解説】

　注射薬は実施日に処方ごとに実施入力した看護師氏名と時間をカルテ画面で確認する。予定のまま残っている場合は中止なのか，投与が抜けたのかが不明である。内服外用薬の与薬看護師は，与薬確認シートの当該日の投与ごとに手書きのサイン又は押印を残している。薬剤科で麻薬管理者がカルテ記録と麻薬処方箋・麻薬施用票・麻薬記録票を監査して麻薬台帳を作成する。記録不備があれば，そのつど，担当者に連絡し確認する。

12.2　薬剤投与後の観察

【評価の視点】

　薬剤（抗がん剤注射・麻薬など）投与後や麻薬使用患者の状態変化，疼痛コントロール等の観察を記録している。

【評価の要素】

　抗がん剤注射投与後，アレルギー反応の有無，穿刺部位の異常，嘔気・不快，他の訴えなど，麻薬投与後は疼痛の強度，便秘，眠気，呼吸状態異常など，観察を記録している。

【解説】
　看護師は化学療法経過記録シートを記録し，カルテ看護記録として転記している。抗がん剤投与日ごとに投与開始時間，バイタル，終了時間，血管確保，穿刺部位観察，腫脹・発赤・疼痛有無等を記録する。麻薬を疼痛時レスキュー使用した場合は，投与前後の疼痛評価，副作用の有無等を観察し記録する。

12.3 ● 処方箋への署名・押印

【評価の視点】
　調剤済み処方箋に，調剤日・調剤印・調剤監査印を記録している。

【評価の要素】
　調剤済み処方箋に，調剤日と調剤薬剤師名，調剤監査日と調剤監査薬剤師名の調剤印を記録している。

【解説】
　薬剤師法第 26 条　薬剤師は，調剤したときは，その処方せんに，調剤済みの旨（その調剤によって，当該処方せんが調剤済みとならなかったときは，調剤量），調剤年月日その他厚生労働省令で定める事項を記入し，かつ，記名押印し，又は署名しなければならない。

12.4 ● 薬剤管理指導

【評価の視点】
　薬剤管理・薬歴管理に基づいた薬剤管理指導を記録している。

【評価の要素】
　過去の投薬・注射および副作用発現状況の把握，相互作用の有無，特に安全管理が必要な医薬品等の説明，退院時の薬学的管理指導などを記録している。

【解説】
　入院中から退院後を含めた薬剤管理・薬歴管理に基づく指導が重要である。

13.　周術期記録

13.1 ● 術前カンファレンス

【評価の視点】
　術前カンファレンスを適切に実施し，記録している。

【評価の要素】
　カンファレンスの実施日時・参加者・病名・併発症等のリスク・手術適応・術式・予定執刀医等を記録している。

【解説】

　上記の事項を主治医単独で決定しているのでなく，複数の医療関係者で協議している。医師一人の診療科の場合は，必要あれば他診療科との連携を明らかにしている。

13.2 ● 手術同意書の内容

【評価の視点】

　手術同意書の内容は必要性やリスクを明確にしている。

【評価の要素】

① 病名・病状の記載内容と手術治療を整合させている。
② 術式と手術方法の概略，予定時間，所見による術式変更（開腹，内視鏡等）を説明している。
③ 手術の危険性とともに，薬物療法や経過観察ではなく手術が必要であることを説明している。
④ 手術中に起こり得る症状，合併症とその際の対処を適切に記録している。
⑤ 術後に起こり得る症状・合併症とその際の対処を適切に記録している。
⑥ 術後経過の回復の見通し，離床，リハビリテーション，退院等の目安を説明している。

【解説】

　手術同意書ではすべての患者に共通する説明は必要であるが

① 患者の病状を正確に把握したうえで
② 病状・合併症に合わせた術式を選択しているか（例　腹腔鏡か開腹か等）
③ 手術のリスクを考慮しても薬物治療等他の治療ではなく手術が必要であるか
④⑤⑥　周術期の患者個別のリスクを説明している。

ことを判読できるように記録する。

13.3 ● 手術同意書の表現

【評価の視点】

　同意書の内容表現は客観的用語を用いて説明している。

【評価の要素】

　手術同意を得る時に，客観的に説明し，恣意的に手術に誘導する説明をしていない。

【解説】

　他の治療の選択肢を提示せず，手術治療に誘導する場合，威圧的になりかねない。

13.4 ● 手術同意書の署名

【評価の視点】

　医師名，患者名，同意者署名・日付，同席者署名・日付を記録している。

【評価の要素】
　医師，患者，同意者署名・日付，同席者署名・日付を適切に記録している。

【解説】
　患者本人の署名でなく代理署名でもよい。代理の場合は患者との関係を記録する。

13.5 ● 麻酔記録の内容

【評価の視点】
　麻酔中に使用した薬剤・手技・輸液・輸血・バイタルと麻酔中の事象を記録している。

【評価の要素】
　麻酔中に使用した薬剤・手技・輸液・輸血・バイタルと麻酔中の事象の記録が適切である。特に薬剤使用量，輸血等の処置が適切であることがわかるように記録している。

【解説】
　薬剤治療の可否，量，輸血の妥当性を判断できるように記録する。例えば輸血した場合，何を基準に輸血量を決めたか――出血量，血圧，脈拍の変化に対応して輸血しているかなどがわかるように記録する。

13.6 ● 手術記録記載時期

【評価の視点】
　術翌日までに手術記録に必要事項を記録している。

【評価の要素】
　執刀医，介助者，看護師，病名，術式，術中経過概略，術中合併症，手術時間等を術翌日までに記録している。

【解説】
　手術中に実行した（実行できなかった，しなかった）手技を正確に記録することは術後の経過を把握するうえで重要である。短期的には術後合併症，長期的には予後推定の参考となる。

13.7 ● 手術・麻酔記録

【評価の視点】
　手術・麻酔記録に必要事項を記録している。

【評価の要素】
　日付・時間・記録者の署名・出血量等と患者氏名・年齢・性別・病名・手術の主要所見または処置内容・執刀医名・介助者名・執刀年月日・開始時刻・終了時刻・麻酔科医名・麻酔方法・経過・麻酔の開始時刻・終了時刻等を適切に記録している。

【解説】

　手術および術中の麻酔管理が適正であったことを記録する。

13.8 　主治医または執刀医の術前・術後回診

【評価の視点】

　主治医または執刀医が術前・術後回診を記録している。

【評価の要素】

　主治医または執刀医が術前のリスク評価と術後経過を適切に記録している。

【解説】

　術前のリスク評価では必要に応じて専門領域の診療科と連携しているか，術後必要時には他診療科と連携しているかも評価の対象とする。

13.9 　麻酔科医の術前・術後回診

【評価の視点】

　麻酔科術前・術後回診を記録している。

【評価の要素】

　麻酔科医が術前のリスク評価と麻酔法，術後の嘔気・嘔吐，嗄声，手足の神経障害の有無，痛みの程度などを適切に記録している。

【解説】

　「麻酔前後の診察及び麻酔の内容を診療録に記載する」は麻酔管理料算定の要件である。

13.10 　手術室看護記録

【評価の視点】

　手術室看護記録を手術直後に作成している。

【評価の要素】

　日付・時間・記録者の署名・出血量等と患者氏名・年齢・性別・病名・手術の術式・執刀医名・介助者名・執刀年月日・開始時刻・終了時刻・麻酔科医名・麻酔方法・経過・麻酔の開始時刻・終了時刻・挿入カテーテルの位置，径・タイムアウト・カウント一致・申し送り事項・看護計画等を適切に記録している。

【解説】

　手術中の看護管理が適正であったことを記録する。

14. 輸血・血液製剤記録

14.1 　輸血・血液製剤記録の記載項目

【評価の視点】
　診療録もしくは輸血伝票等に定めた事項を記録している。

【評価の要素】
　製品名，製剤ロット番号，使用年月日，患者氏名を記録している。

【解説】
　記録すべき事項は，「輸血療法の実施に関する指針」（平成 17 年）に基づいて，当該血液製剤の使用の対象者の氏名，および住所，当該血液製剤の名称および製造番号，または製造記号，使用年月日等である。

14.2 　輸血・血液製剤の投与計画

【評価の視点】
　輸血・血液製剤の投与計画をガイドラインに基づいて適切に立てている。

【評価の要素】
① 　血液製剤投与の根拠となった臨床所見，出血量，ヘモグロビン濃度，血小板数，血液凝固検査（PT 等），アルブミン濃度等を記録している。
② 　臨床所見，検査値等に基づいて，到達すべき目標値を計算し，投与量，投与間隔を考慮している。

【解説】
　「血液製剤の使用指針」（平成 31 年）に沿って使用することが推奨される。
① 　輸血は検査値だけで決められない。臨床症状の有無（息切れ，失神，浮腫等），急性に進行しているか，慢性の経過か等の総合的判断が必要であり，その経緯を記録する。
② 　目的の輸血量に関しても検査値だけでなく，併存疾患等により目標設定が異なる。

14.3 　輸血・血液製剤の説明

【評価の視点】
　輸血療法の必要性とリスクを文書で適切に説明し，記録している。

【評価の要素】
① 　患者または家族が理解できる言葉で，輸血療法の必要性とリスク等を十分に説明している。
② 　患者または家族への説明を記録している。

【解説】

①　輸血療法にかかわる以下の項目をわかりやすく説明している：ⅰ輸血療法の必要性，ⅱ使用する血液製剤の種類と使用量，ⅲ輸血に伴うリスク，ⅳ医薬品副作用被害救済制度・生物由来製品被害救済制度と給付の条件，ⅴ自己血輸血の選択肢，ⅵ感染症検査と検体保管，ⅶ投与記録の保管と遡及調査時の使用，ⅷその他，輸血療法の注意点。

　　患者本人と意思疎通ができず，救命のために緊急に輸血が必要となった場合には，担当医師は救命処置後にその事由および予想される合併症について，患者またはその家族に理解しやすい言葉で説明する。

②　患者または家族への説明を記録している。説明点検表にチェックして記録する方法もよい。

14.4　輸血・血液製剤投与の同意書

【評価の視点】

　輸血・血液製剤投与について同意書を得ている。14.3に基づいて説明し，患者あるいは家族の同意を得て同意書を作成している。

【評価の要素】

①　病院で定めた定型の同意書に記録している。
②　同意書には，説明内容とともに以下を記録している。
　　ⅰ輸血した医師名，ⅱ患者が説明を受けた日，ⅲ説明を受けた患者または家族の署名

【解説】

①　病院で定めた定型の同意書に上記事項（14.3　解説①）を記録している。

14.5　輸血・血液製剤投与の指示

【評価の視点】

　医師が，輸血・血液製剤投与を具体的に指示し，記録している。

【評価の要素】

①　実施日，血液製剤名，実施単位数等を具体的に指示している。
②　診療録，輸血実施伝票等に具体的指示と指示医師名を記録している。

【解説】

　診療録もしくは輸血伝票等に定めた事項を記録している。

14.6　輸血・血液製剤投与の指示受け

【評価の視点】

　輸血・血液製剤投与の指示受け者名を記録している。

【評価の要素】

　診療録，輸血実施伝票等に指示を受けた看護師名等を記録している。

【解説】

　電子カルテ一体の輸血指示システムでは，指示受け者名の記載は不要である。しかし，輸血業務システムを電子カルテと連携したシステムでは，輸血伝票を使用する場合がある。

　練馬総合病院では，安全確保を目的に，指示，指示受け，検査室および投与現場での 3 点認証（2 次元バーコード利用）を包含する輸血業務システムを構築している。

14.7 ● 輸血・血液製剤投与中・投与後の観察

【評価の視点】

① 　診療録に輸血前，輸血中，輸血後の患者の状態や反応を観察している。
② 　①を記録している。

【評価の要素】

① 　輸血実施者による輸血開始前，輸血開始 5 分，輸血開始 15 分，輸血終了時の体温，血圧，脈拍，さらに可能であれば，経皮的動脈血酸素飽和度（SpO_2）を観察している。
② 　①を記録している。同時に副作用と合併症の発生の有無を記録している。

【解説】

① 　輸血前に体温，血圧，脈拍，可能であれば SpO_2 を測定する。ABO 型不適合輸血では輸血開始直後から血管痛，不快感，胸痛，腹痛などの症状がみられるので，輸血開始後，5 分間はベッドサイドで患者の状態を観察する。
② 　輸血開始後，約 15 分で，再度，患者の状態を観察する。即時型輸血反応のないことを確認したあとにも，発熱・蕁麻疹などのアレルギー症状がしばしばみられる。その後も適宜観察を続ける必要がある。
③ 　輸血後は輸血関連急性肺障害（TRALI：Transfusion-Related Acute Lung Injury），細菌感染症では輸血終了後に重篤な輸血副作用を呈することがある。輸血終了後も患者を継続的に観察し，記録することが望ましい。診療録もしくは輸血伝票等を見て定めた上記①②の事項を確認すること。

14.8 ● 輸血・血液製剤の使用量

【評価の視点】

　血液製剤名と投与量を記録している。

【評価の要素】

　血液製剤名，投与量，輸血実施者を記録している。

【解説】

　診療録もしくは輸血伝票等に定めた事項を記録している。

14.9 ● 血漿分画製剤

【評価の視点】
　　① 血漿分画製剤の投与の根拠となった，臨床所見，検査値などを記録している。
　　② 投与した血液製剤名，投与量を記録している。

【評価の要素】
　　① 臨床所見
　　② 検査値
　　③ 血漿分画製剤種類
　　④ 投与量
　　⑤ 実施者
　を記録している。

【解説】
　アルブミン製剤，免疫グロブリン製剤，血液凝固因子製剤等の血漿分画製剤も，血液製剤と同様，輸血である。輸液ではなく血液製剤に準じた記録をしている。診療録もしくは輸血伝票等に定めた事項を記録している。

14.10 ● 輸血効果を評価

【評価の視点】
　輸血の効果を評価し，診療録に適切に記録している（ガイドラインの適正使用の項）。

【評価の要素】
　輸血後の臨床症状や臨床検査値を記録し，輸血の効果の評価を記録している。

【解説】
　初期の目的，目標をどの程度達成したかの有効性を評価し，臨床症状と臨床検査値の改善の程度を記録することが望ましい。

15. リハビリテーション記録

15.1 ● リハビリテーション計画

【評価の視点】
　　① 入院時の患者の身体機能を評価し診療記録に記載している。
　　② 評価を基にリハビリテーション実施計画書を作成している。

【評価の要素】
　　① 機能回復に必要な身体機能面，ADL 面等を評価し，診療記録に記載している。
　　② 評価に基づいてリハビリテーション実施計画書を作成している。

③　診療記録にリハビリテーション実施計画書を添付している。

【解説】
①　必要な身体機能面とは，その患者に対してリハビリテーションを実施する際の評価をいう。
②　評価に基づいて，リハビリテーションの計画や目標を立てて実施計画書を作成している。実施計画書作成者の欄に主治医，療法士，看護師，必要であればMSWの名前を入力している。説明者の欄に説明者名を記録している。

15.2 ● リハビリテーションの説明，同意

【評価の視点】
①　リハビリテーション実施計画書に基づいて説明している。
②　実施計画に関して患者もしくは家族の同意を得たうえで，署名を得ている。
③　説明と同意を記録している。

【評価の要素】
①　リハビリテーション実施計画書に基づいて，患者もしくは家族にわかりやすく説明している。
②　署名欄には患者もしくは家族，それに準ずる者の署名を得ている。
③　診療記録にリハビリテーション実施計画書を説明し，同意を得たことを記録している。

【解説】
①　患者が理解困難な場合には，実施計画書に基づいて，家族にわかりやすく説明している。
②　患者が理解困難あるいは署名困難な場合には，家族の署名を得る。また，家族がいない等で署名を得られない場合は，友人や施設職員，成年後見人の署名でもよい。その場合には患者との関係を記録する。
③　原則として，リハビリテーション実施計画書の署名を得た日に，診療記録にその説明と同意を記録している。しかし休日に看護師が署名を得た場合はその日時がずれることもある。

15.3 ● 訓練の経過，効果，指導内容

【評価の視点】
①　リハビリテーション経過に関する評価や効果，患者の状態の変化等を診療録に記録している。
②　退院時に患者または家族に説明した指導の内容を記録している。

【評価の要素】
①　日々の記録で，訓練の経過や効果を記録している。
②　退院時リハビリテーション指導料を算定する場合，指導の要点を記録している。
※　②退院時リハビリテーション指導料は，「患者の退院時に当該患者又はその家族等に対して，退院後の在宅での（中略）必要な指導を行った場合に算定する」とされているため，当院では自宅もしくは自宅に準ずる施設（有料老人ホームや特別養護老人ホーム等）に退院する場合に限って算定し内容を記録している。

【解説】
① 状態の変化が少ない場合でもコピー＆ペーストだけではなく，その日の状態やリハビリテーションの効果を適切に記録している。
② 退院時リハビリテーション指導料は患者またはその家族等退院後患者の看護に当たる者に対して，退院後の療養上必要と考えられる指導内容の要点を記録することが重要。施設への退院であっても，患者の居住地域において利用可能な在宅保健福祉に関する情報提供等の指導であれば算定可能である。

16. 地域連携に関する記録（診療情報提供書）

16.1 診療情報提供書の記載項目

【評価の視点】
医療機関ごとに定めた診療情報提供書の書式に必要事項を記録している。

【評価の要素】
① 患者氏名，性別，生年月日，年齢，職業
② 傷病名
③ 紹介目的
④ 既往歴，家族歴
⑤ 症状経過および検査結果
⑥ 現在の処方内容等
⑦ 添付資料の明記（画像データ，検査記録等）
⑧ 紹介先医療機関名
⑨ 当該病院の診療科，医師名，押印
⑩ 作成日

【解説】
診療情報提供書の標準的書式は以下のとおり定められている。
① ②③および④以外の場合　別紙様式11または様式11の2
② 市町村又は指定居宅介護支援事業者等　別紙様式12から別紙様式12の4まで
③ 介護老人保健施設又は介護医療院　別紙様式13
④ 小学校，中学校，義務教育学校，中等教育学校の前期課程または特別支援学校の小学部もしくは中学部　別紙様式14
当該医療機関で上記に準じて定めた書式がある場合，16.1評価の要素の事項等を記録する。
紹介先医療機関名を記録していない場合，診療情報提供料は算定できない。

16.2 診療情報提供書を診療録に添付

【評価の視点】
作成し，交付した診療情報提供書をスキャンし，電子カルテに保存している。

【評価の要素】

　診療情報提供書を作成後，一定期間以内にスキャンし，電子カルテで参照できるようにしている。

【解説】

　一定期間とは，1～2日以内の運用管理規程に定めた期間で，遅延なくスキャンしなくてはならない。時間外診療等で機器を使用できない等やむを得ない場合は，可能になった時点で遅延なくスキャンする。

（厚生労働省「医療情報システムの安全管理に関するガイドライン第5版」-「9.診療録等をスキャナ等により電子化して保存する場合について」参照）

16.3 紹介元への報告書

【評価の視点】

　紹介元に，担当医が，患者の経過がわかるように記録した報告書を提出している。

【評価の要素】
　　①　患者氏名，性別，生年月日，年齢
　　②　傷病名
　　③　治療経過
　　④　紹介元医療機関名
　　⑤　当該病院の診療科，医師名，押印
　　⑥　作成日
　紹介元に診療状況がわかるように記録している。

【解説】

　紹介元で円滑に継続診療をするうえで，報告書は不可欠である。また，紹介先と紹介元の間で良好な関係を構築するためにも報告書は重要である。したがって，他院に転院の場合，死亡退院の場合等も，もれなく紹介元に報告書を送付することが望ましい。

　※来院時報告は評価対象外である。

17. 身体抑制に関する記録

17.1 身体抑制の説明・同意

【評価の視点】

　身体抑制実施の説明・同意を記録している。

【評価の要素】
　　①　身体抑制の必要性を評価し，リスクの説明を記載している。定型文（テンプレート・チェックリスト）等の説明文書を用いたときは，ファイリングしている。
　　②　同意書に医師，看護師，患者または家族の署名を記録している。

【解説】

① 入院治療に身体抑制が必要であると評価した場合に実施する。点滴治療時の自己抜針，転倒・転落のおそれ等，それぞれの理由により抑制方法，抑制時間帯，抑制期間，抑制の解除方針が異なる。また抑制には，循環障害や精神的苦痛を伴うという欠点もある。これらの方針を説明したうえで患者・家族の了解を得る必要がある。説明は定型文でも問題ないが，個別の説明が必要な場合は追記する。

② 署名した書類を電子カルテにファイリングしている。

17.2 身体抑制の適用基準と手順

【評価の視点】

身体抑制の適用基準と実施手順が明確であり，必要性を適切に評価している。

【評価の要素】

① 入院患者で抑制の適応となる可能性の高い患者，あるいは適用となった患者もしくは家族等に抑制の必要性を説明している。

② 必要性の判断・説明内容を記録している。

③ 治療継続，安全性の確保のために抑制の有効性を評価している（部位・器具等）。

④ 抑制を継続する必要性，中止可能かを評価している。

【解説】

病院としての統一した抑制実施手順を決めており，手順に則り実行し，記録している。患者・家族への説明・同意書を整備（使用）している。

17.3 医師の指示と実施

【評価の視点】

適用・解除を含め，医師の指示に基づいて実施し，記録している。

【評価の要素】

① 医師が抑制を指示している。

② 抑制が必要なくなったと医師が判断したときに，解除を指示している。

③ 判断，指示，実施を適切に記録している。

【解説】

① 抑制実施の必要性，中止に関して看護師の観察記録，報告は重要である。看護師は交代勤務で患者と接している時間も多いので，看護師が抑制の必要性に気付くことも多い。

② しかし，抑制は医師の指示が不可欠であるので，必ず医師の指示を得て抑制していること。

③ 判断，指示，実施を適切に記録している。

17.4 ● 身体抑制患者の観察

【評価の視点】
　抑制中は，看護師が患者の状態・反応を観察し，診療記録に記載している。

【評価の要素】
①　抑制部分に循環障害，過度の苦痛はないか等，観察した内容を記録している。
②　抑制の目的を達成しているかどうかを記載している（点滴は抜去されず，抑制部に循環障害をきたしていないか等）。

【解説】
　抑制の目的は治療と患者の安全確保である。その視点で適切に治療をしているか，患者に過度の苦痛を与えていないか，適切に記録している。

18.　転倒・転落に関する記録

18.1 ● 転倒・転落リスクの評価手順

【評価の視点】
　明確化した転倒・転落のリスク評価手順を元にリスク項目を評価している。

【評価の要素】
①　転倒・転落の評価手順を明確にしている。
②　評価手順を元にリスク項目について評価している。

【解説】
　転倒・転落について病院で決めた評価手順を明確にしている。その評価手順を使用して入院時および適時，同様の評価手順をもとに入院中の患者を評価している。

18.2 ● 転倒・転落リスクの説明

【評価の視点】
　転倒・転落について，患者・家族に説明し，その内容を記録している

【評価の要素】
①　患者・家族に転倒・転落リスクを説明している。
②　説明した内容を経過記録に記録している。

【解説】
　入院時，患者，家族に入院中に起こり得る転倒・転落のリスクを説明し，説明した内容と，家族の意向があればその内容を経過記録に記録している。

18.3 　転倒・転落のリスク評価の記録

【評価の視点】

　転倒・転落のリスクがある患者の状態を評価し，適切に記録している。

【評価の要素】

①　入院時，入院から3日目，1週間ごと，転倒・転落事故発生時，退院時等，必要なときにリスクを再評価している。

②　評価内容を経過記録に記録している。

【解説】

　病院で決めた評価手順に従い，転倒・転落が起こり得る時期に，適時，患者の状態を評価する。評価ごとにその内容を経過記録に記録している。

19. 褥瘡に関する記録

19.1 　褥瘡のリスクの説明

【評価の視点】

　看護師は，褥瘡のリスクを患者に説明し，診療記録に記載している。

【評価の要素】

　定型評価用紙（褥瘡記録用紙等）があれば，診療記録にファイリングしている。

【解説】

①　看護師が，褥瘡記録用紙の項目を評価した結果に基づき，患者または家族に褥瘡発生リスクを説明し，診療記録に記載している。

②　褥瘡の有無と重症度を，入院時および入院中に定期的に評価する。

19.2 　リスク評価と計画

【評価の視点】

　病院で定めた褥瘡の評価手順が明確であり，リスク評価に基づいて計画を立てている。

【評価の要素】

①　病院で定めた手順，書式に則って評価している。

②　褥瘡記録用紙に経過記録の項目を記録している。

③　初回評価後も定期的に所定の項目を評価している。全入院患者を評価している。

【解説】

　褥瘡の発生リスクとして指摘した項目に対策が実行され改善しているか等，定期的に評価しているかを確認する。

19.3 リスクがある患者の観察

【評価の視点】

看護師は，褥瘡発生のリスクがある患者の状態を観察し，褥瘡記録用紙に記録している。

【評価の要素】

① リスクの低い患者でも，決めた頻度で評価している。
② リスクの高い患者は，特別な対策を講ずるとともに評価・記録している。

【解説】

褥瘡発生のリスクとして指摘した項目に，対策が実行され改善しているか等，定期的に評価しているかを確認する。

19.4 褥瘡の状態

【評価の視点】

深度・部位・院内発生か否かを記録している。

【評価の要素】

褥瘡発生報告書等の定型書式に，深度，部位，院内発生か否か等の項目を記録している。

【解説】

褥瘡発生報告書は，病院ごとに書式を定めている。定めた書式にもれなく記録していること。

20. 退院療養計画書

20.1 退院療養計画書の作成

【評価の視点】

退院時に，退院後の療養に関する計画書を作成している。

【評価の要素】

① 予定の退院日を記録している。
② 主治医名および主治医以外の担当者名を記録している。
③ 退院後の治療計画を記録している。
④ 退院後の療養上の留意点を記録している。
⑤ 退院後の療養に必要な保健医療について記録している。
⑥ 退院後に必要な保健医療または福祉について記録している。

【解説】

診療報酬上必須ではないが，医政発第 0330010 号（平成 19 年）に「病院又は診療所の管理者は，患者の退院時に，退院後の療養に必要な保健医療サービス又は福祉サービスに関する事項を記載した書類

の作成，交付及び適切な説明が行われるように努めなければならないものであること」と記載があり，医療法第25条第1項の規定に基づく立入検査で指摘されることがある。文書交付時には，患者が理解しやすい言葉で説明し，一般的でない医学用語や略語は使用しない。文書の作成および説明に携わった医師・看護師は署名する。

⑤の退院後の療養に必要な保健医療とは，公的医療保険による給付（治療・看護など），例えば訪問診療や訪問看護などを指す。

⑥の福祉とは，日常生活を支援するもの，例えば訪問介護（ホームヘルパー）などを指す。

（参考資料　東京都福祉保健局　病院自主管理チェックリスト http://www.fukushihoken.metro.tokyo.jp/iryo/kanri/checklist.html）

21. 死亡診断書

21.1 死亡診断書の記載事項

【評価の視点】

死亡診断書に，定められた方法で必要事項を記録している。

【評価の要素】

① 死亡時刻は心肺停止を記録している。
② Ⅰ欄には原則1つの病名を記録している。手術，解剖した際，記録している。
③ 病死および自然死か，外因死かを医学的・客観的事実を元に記録している。

【解説】

① 死亡時刻とは，「心肺が停止した時間（蘇生した場合は，蘇生を中止して心肺が停止した時間）である。家族の来院を待って死亡確認を行う場合も，心肺停止時間を死亡時刻として記録する。救急搬送中の死亡に限り，当該医療機関における死亡確認時刻を記録する（救急隊員が心肺停止を確認した時刻ではない）。
② Ⅰ欄には最も死亡に影響を与えた傷病名を医学的因果関係の順番で記録する。Ⅰ欄，Ⅱ欄ともに疾患の終末期の状態としての心不全・呼吸不全等記録しない。また，傷病名ではなく症状を記入することはできるだけ避ける。手術はⅠ欄，Ⅱ欄の傷病名などに関係のある手術名を記録する。解剖を実施した場合は，その所見（病変・損傷の部位，性状など）を簡単に記録する。
③ 病死，自然死，外因死の区別を，医学的・客観的に判断するために，診療記録に死亡の誘因を記録する。

21.2 死亡診断書と診療記録との整合

【評価の視点】

死亡診断書の記載項目（死亡日時・傷病名・発症日など）と診療録および入院経過要約の病名を整合させている。

【評価の要素】

死亡日時，死亡の原因となった傷病名，発症日，手術歴，解剖の有無等を診療記録に記載している。

【解説】

　21.1 でも触れたが，死亡診断書は医学的・客観的な事実を元に正確に記録する必要がある。したがって医師は死亡の原因と考える傷病名はすべて診療記録に記載する。

〔参考資料　厚生労働省　平成 31 年度版死亡診断書（死体検案書）記入マニュアル https://www.mhlw.go.jp/toukei/manual/〕

22.　患者相談

22.1　患者・家族からの医療相談内容

【評価の視点】

　患者・家族からの医療相談に対応し，相談内容を適切に記録している。

【評価の要素】

① 相談内容を具体的に記録している。
② 医師ばかりでなく，関係する多職種が相談に関わって記録している。
③ 多様な相談に対応している。

【解説】

① 患者や家族の意見や苦情を含む各種相談内容を記録している。
② 病院内・外の多職種が協力・連携して対応した内容を記録している。また，必要に応じて患者や家族なども参加するカンファレンスを開催し，その内容を記録している。
③ 相談内容に応じて，適切な職種に振り分けて相談に対応している。

22.2　患者・家族への退院支援を適切にしている

【評価の視点】

　退院，転院などに関する説明と同意の記録を適切に記載している。

【評価の要素】

① 退院支援計画（入退院支援計画書など）を作成している。
② 退院後の療養の継続性について検討・計画・実施した内容を記録している。
③ 退院・転院に至るまでの経緯を記録している。
④ 患者および家族の反応を記録している。

【解説】

① 入院早期から退院後の生活を見据えた退院支援に取り組み，医師，看護師，その他の関係職種により共同で退院支援計画を作成している。
② 退院後の診療・ケアの継続について，多職種で検討した内容を記録している。
③ 退院・転院については患者の状況に応じた選択がされたことがわかるように記録している。
④ 退院支援に対する，患者および家族の受け止め方や，理解しているかなど，同意の状況がわかるように記録している。

22.3 ● 回復困難と判断した場合の対応

【評価の視点】

　治療しても回復が期待できない状態と医師が判断した場合，他の医師，看護師等と家族を交えて検討し，適切に記録している。

【評価の要素】

　① 　回復が期待できない場合には，患者や家族の意向を尊重し，他の医師，看護師等と家族を交えて終末期に向けた計画を検討している。

　② 　患者・家族に説明する際は，可能な限り医師以外の医療者も同席し，十分に説明し，理解し同意を得たことがわかるよう記録している。

【解説】

　① 　計画には患者や家族の意向が反映され，それぞれに対する援助を含めた診療計画が立案されている。いったん決められた治療方針であっても，患者や家族の意向の変化に応じて対応できるようにする。

　② 　特に，DNR（do not resuscitation order）・DNAR（do not attempt resuscitation）については，患者・家族に十分に説明し，意思を確認していることがわかるように記録する。取得過程を含めた記録を残すとなおよい。

第 8 章

データ収集

1．データ入力

電子カルテの導入により，診療記録を電子的に記録，管理できるようになった。すべての記録は，その変更履歴も含め，データベースに格納していることを忘れてはならない。システム上で修正可能な期間の設定が困難な場合でも，運用上，修正可能期間を設定し，改竄とみられるような書き換えを禁止する必要がある。

電子カルテでは検査結果や報告書等，過去の記録，他者の記録の転記もきわめて容易である。内容を精査せずにコピー＆ペースト（コピペ）している可能性も否めない。コピペなら文字数が多くても入力の負担が軽いため，過去の経過，初診時の記録等を，毎日コピペしていることもある。必要に応じて中間要約を作成して，日々の変化がわかるように，簡潔に記録すべきである。

医師事務作業補助者による診療記録や病名登録，検査指示の代行入力や，研修医の指示，記録には，必ず，主治医あるいは担当医の承認が必要である。

2．データ収集

診療情報を活用するためには，どこに，どの情報を，どんなかたちで格納しているか，また，データ抽出は誰がどの権限で行うことができるかを理解しなければならない。

電子カルテのデータベースを公開し，医療機関がデータ抽出可能なシステムもある。しかし，多くは，データベースは公開されていないため，データ抽出をベンダーに依頼する必要がある。電子カルテのデータをデータウェアハウス（Data Ware House 以下，DWH）で一元管理している場合は，DWHから必要な情報を抽出できる。

通常，診療情報の抽出は構造化データに限定される。診療記録はフリーテキストの非構造化記録であり，記録内容の活用は困難である。例えば，DWH から特定の用語を含む記録を抽出し，重要語句の出現頻度を調査しても，コピペによる記録が多いと意味のあるデータにはならない。また，キーワードを見つけても，その単語が使用される文脈を判断する必要がある。テンプレート使用や，選択式の記述など，入力にある程度の制約を加えた場合には，比較的利用しやすいかたちで抽出できるが，目視による作業を完全には省略できない。自然言語処理や AI の発展などに期待したいところである。

3．統計データ

① カルテ記載率

診療記録の記載は，医療の質向上，医療安全確保等に不可欠である。法的にも，医師法第 24 条，療養担当規則第 22 条では，「医師は，患者の診療を行った場合には，遅滞なく診療に関する事項を診療録

に記載しなければならない」とされている。また，医科診療報酬においては，厚生労働省保険局医療課医療指導監査室から出された「保険診療の理解のために」[*1]に，「入院患者であれば原則として毎日，診療録の記載が必要」と明記されている。

（＊1　https://www.mhlw.go.jp/seisakunitsuite/bunya/kenkou_iryou/iryouhoken/dl/shidou_kansa_01.pdf）

　当院では，入院症例に対して，医師別，診療科別の診療記録記載率を調査している。以前は，医師の記録の有無を目視で確認していたが，調査に膨大な労力が必要なため，期間を限定せざるを得なかった。調査期間中に学会等で不在期間や，土日以外の祝祭日があると，記載率を低く評価するという問題があった。

　そこで，DWH の導入に伴い，データベースに蓄積した情報を活用して，一部期間の抜粋ではなく，毎月の全入院患者に対する医師の全診療記録を対象として，集計を半自動化した。

　調査方法は以下のとおりである。

＜事前準備＞

1）DPC コーディングシステム（CodeFinder®，ニッセイ情報テクノロジー）より，診療科，主治医情報を含む日別入院患者リストを抽出する。
2）DWH（MedicalCube®，データキューブ）より，医師の診療記録記載歴を抽出

＜日ごとの診療記録記載率集計（図8.1）＞

3）Excel® の日時集計ファイルで，該当日の医師カルテ記載歴と，在院患者情報をそれぞれ所定のシートに登録する。

図 8.1　日別診療記録記載率の集計

エクセルで集計計用ツールを作成
DWH よりカルテ記載歴抽出⇒シートに登録

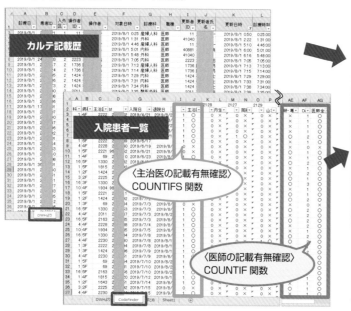

DPC コーディングシステムより
評価日の入院患者一覧抽出⇒登録

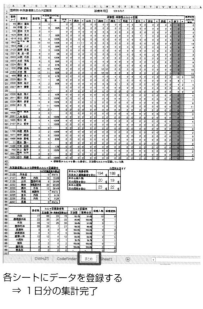

各シートにデータを登録する
　⇒ 1日分の集計完了

使用関数
COUNTIF, COUNTIFS, IF, SUM

4）自動計算により，まとめシートに1日分の集計が完了したことを確認する。

＜1カ月分の集計 （図8.2）＞

5）Excel®の月次集計ファイルで，日ごとに作成したシートに，4）の集計結果をコピー＆ペーストする。（日数分，同じ作業を繰り返す）

6）日別シートを，平日と休日に分けて並ぶように並び替える。

7）自動計算により，まとめシートに1カ月分の集計が完了したことを確認する。

　上記の集計をするために使ったExcel®の関数は，COUNTIF，COUNTIFS，IF，SUMだけで，特別なプログラミング技術は不要である。集計シートを内製したので，平日のみの結果を知りたいという要望にも，シートをまたぐ串刺し計算機能を活用して，簡単に対応できた。また，カルテ記載率算出データを利用して，同時に，診療科別在院患者数や新規入退院患者数，曜日別入退院患者数などのデータを集計できるため，合わせて医局会に提供している（図8.3）。なお，医師別の集計結果は，医局全体には公表せず，各科の科長への提供にとどめている。

② コピペ率

　電子カルテ導入により，どこからでも診療記録を入力・参照できるようになり，診療記録記載をしやすい環境は整った。また，検査結果や読影報告書の診断結果を，コピペで，簡単に転記できるようになった。しかし，電子カルテによる利便性の向上と同時に，その弊害として，記録のコピペ多用が問題となってきた。前日までの記録をコピペし，その一部のみを書き換えることも多い。書き換えた（修正・追記）部分を見つけることは困難であり，安全が脅かされることもある。

図8.2　診療記録記載率の月次集計

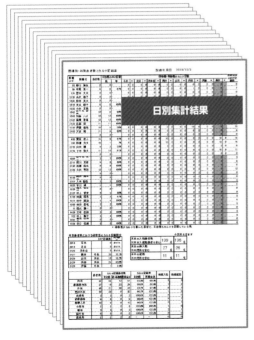

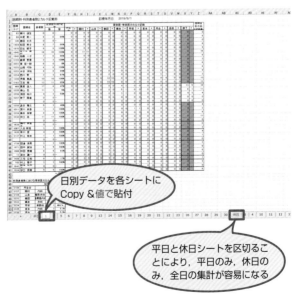

Excel®で1カ月分のシートを
串刺し集計し，月次報告書を作成

図 8.3　診療記録記載率と患者数推移　（医局会への提供資料）

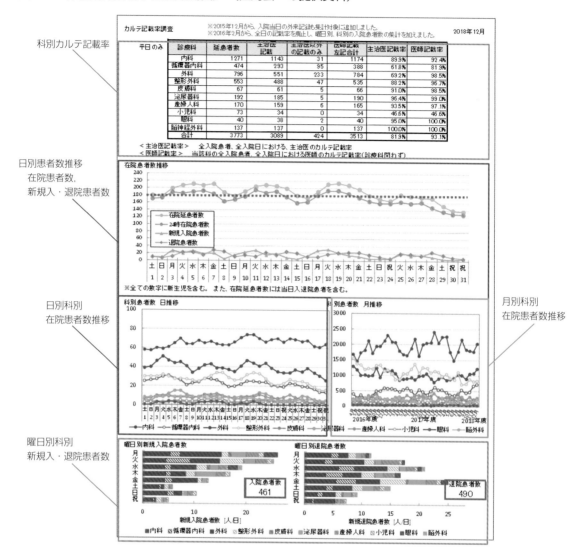

科別カルテ記載率

日別患者数推移
　在院患者数,
　新規入・退院患者数

日別科別
　在院患者数推移

月別科別
　在院患者数推移

曜日別科別
　新規入・退院患者数

　診療記録の質の担保のために, コピペ率を調査している。市販または無償のコピペチェックツールの多くは, インターネット上の情報と照合する機能しかなく, 診療記録の記事同士のチェックには適さない。診療記録を日々, 評価するには, コピペルナー®（株式会社アンク）やコピペリン®（株式会社サクラボ）等の, 文書間の判定ができるソフトを使用するとよい。いずれにしても, 電子カルテに登録したままの記録をチェックツールにかけることはできないので, 1日分ごとの記録を Word® 等のファイルに登録して使用しなければならない。したがって, 診療記録記載率のように, 全入院患者の記録に適用するのは負担が大きい。当院では, 基本的には前述（第4章）のように, 監査対象症例のみ調査している。

　コピペルナー®　http://www.ank.co.jp/works/products/copypelna/

　コピペリン®　http://saku-tools.info/copyperin/it/

　なお, ツールにより, 文章単位, 文節単位など, 判定の基準が異なるため, 他のツールで判定した結

果との比較は意味がない。自院で使用するツールの判定基準を理解する必要がある。

調査方法は以下のとおりである。

1）日々の診療記録から，対象医師の1日分の記録をword®やメモ帳などのテキストに"コピペ"する。一人の1日分の記載を1ファイルとする。

2）1）で作成したファイルを，コピペチェックツールにかけ，ファイル間のコピペ率を算出する。

特定の医師の日々の記録のコピペ率以外に，研修医と上級医の記録とのコピペ率，救急外来記録と入院中記録のコピペ率などを調べることもある。特に，紙カルテ運用を知らない研修医はコピペを多用する傾向にあるため，研修医記録のコピペ率を調べ，指導に活かすことも必要である。

③　悪性腫瘍特異物質治療管理料算定と記録

悪性腫瘍特異物質治療管理料算定要件には，診療録への記載が必要な項目がある。以下算定に必要な記録の有無を調査するため，以下の方法で記載率を集計している。

$$記載率 = \frac{（分子）以下要件に適合する記録の数}{（分母）悪性腫瘍特異物質治療管理料算定件数}$$

＜悪性腫瘍特異物質治療管理料　算定要件（抜粋）＞

・悪性腫瘍であると既に確定診断がされた患者に対して腫瘍マーカーに係る検査のうち1又は2以上の項目を行い，その結果に基づいて計画的な治療管理を行った場合に，月1回に限り第1回の検査及び治療管理を行ったときに算定する。

・腫瘍マーカー検査の結果及び治療計画の要点を診療録に添付又は記載する。

上記算定要件を満たすには，以下3つすべてに適合した記録が必要である

1）悪性腫瘍に関する病名を電子カルテに登録している

注：算定対象となる病名が1号用紙の病名欄にあたる電子カルテの病名登録欄に入力されているかを見ており，電子カルテSOAPへの病名記録のみでは認めない。

2）腫瘍マーカー検査の結果を電子カルテSOAPに記録している。

3）治療計画の要点を電子カルテSOAPに記録している。

上記記録の有無は，最終的には電子カルテを見て判断するが，1件ずつ目視で確認するのは負担が大きい。そこで，システムからデータを抽出し，Excel®でデータの有無を突合して作業負担を軽減している。具体的には，算定患者一覧と病名・検査結果・医師のテンプレート記録の一覧を，患者IDや日付をキーにしてVLOOKUP関数で突合し，エラー（＝データ無し）が出た患者の電子カルテ記録のみを目視で確認する。なお，テンプレートには以下のようにあらかじめ検査結果と治療計画の要点を入れてあるので，テンプレート記録があるということは，2)・3)の要件を満たしていると判断する。

＜外科テンプレート＞

悪性腫瘍特異物質治療管理としてCEA，CA19-9を採血したら，いずれも正常範囲であった。現在明らかな再発を認めておらず，このまま経過観察とする計画を説明した。

＜産婦人科テンプレート＞

悪性腫瘍特異物質治療管理として CA125，CA19-9 を採血したら，いずれも正常範囲であった。現在明らかな再発を認めておらず，このまま経過観察とする計画を説明した。

上記テンプレートを用いていない場合は Excel® で突合できないため，電子カルテ目視の判断となる。例えば，正常範囲を超え，個別に対応する場合の記録等がそれにあたる。しかし，多くは経過観察目的の検査であるためテンプレートを使用しており，Excel® 上で記録の有無を判別することができる。

集計に使うデータは，①悪性腫瘍特異物質治療管理料算定患者一覧（患者 ID・算定日・診療科），②電子カルテ上に医師のテンプレート記録がある患者一覧（患者 ID・記載日・入力医師名），③悪性腫瘍に関する病名登録を確認済みの患者一覧（患者 ID）──の３つである。

①は医事会計システムから，②は DWH から抽出する。当院の DWH（MedicalCube®，データキューブ）は特定の文言を含むカルテ上の文章の一部を抽出可能で，医師が使用するテンプレート記録の一部の文言をキーにしてデータを抽出する。具体的には，「悪性腫瘍特異物質」をキーワードとして抽出する。③は過去に算定した患者のうち悪性腫瘍の病名がついていることを確認済の患者 ID 一覧であり，初回監査時には存在しない。すなわち，初回の監査時に電子カルテから目視で確認し，病名がついていた患者 ID を一覧にしたものを，次回以降監査で使用する。これは「悪性腫瘍」には多数の病名が含まれ，DWH からの一括抽出がむずかしいためである。ゆえに，監査のたびに病名登録を確認済の患者を一覧に追加し，更新を繰り返して以降の監査で使用する。上記３つのデータを組み合わせ，Excel® で集計する（**表8.1**）。

集計シートの構成は，①の算定患者一覧に病名登録・検査結果の要点・治療計画の要点の記録有無の確認結果を○×で入力する列を加えたまとめのシートと，VLOOKUP 関数で突合するための②のテンプレート記録のある患者一覧，③の悪性腫瘍病名確認済患者一覧の３シートの作りとした。

まとめシートのＢ～Ｃ列には，各シートから対応するデータの有無を突合する VLOOKUP 関数を入力した。数字が出ている場合は「記録がある」を，エラーしている場合は「突合できる記録がないので目視で確認が必要」を意味する。

表8.1　悪性腫瘍特異物質治療管理料集計シート

A	B	C	D	E	F	G	H	I	J	K	L	M
照合用キー	病名	テンプレート	病名登録	検査結果記載	計画要点記載	必要な対応	患者番号	算定日	診療科	医師名	検査項目	検査結果
9999999 3770	9999999	9999999 3770	○	○	○	―	9999999	2019/11/1	外科	A 医師	CA19-9	7.1
1111111 43770	1111111	#N/A	○	×	×	SOAP への検査結果および治療計画の要点記載 CEA 3.2 ／ CA19-9 2.3	1111111	2019/11/1	外科	B 医師	CA19-9	2.3
2222222 43776	2222222	2222222 43776	×	○	○	病名登録（悪性腫瘍の確定診断病名登録なし）	2222222	2019/11/7	外科	A 医師	CEA	1.4
3333333 43770	#N/A	#N/A	×	×	×	SOAP への検査結果および治療計画の要点記載 CEA 5.4 ／ CA15-3 9.1 病名登録（悪性腫瘍の確定診断病名登録なし）	3333333	2019/11/1	外科	C 医師	CEA	5.4
4444444 43776	4444444	4444444 43776	○	○	○	―	4444444	2019/11/7	外科	D 医師	CA19-9	9.2
5555555 43776	5555555	5555555 43776	○	○	○	―	5555555	2019/11/7	泌尿器科	E 医師	前立腺特異抗原（高感度 PSA）	2.474

　例えば 1 行目は B 列の病名も，C 列のテンプレート記録も数字が出ている。B 列は「テンプレート記録のある患者一覧シートにも，まとめシートの A 列と同じ患者 ID と日付のデータがある」，C 列は「悪性腫瘍に関する病名登録済の患者一覧にも，まとめシートの A 列と同じ患者 ID のデータがある」ことを意味している。つまり，算定日にテンプレート記録が存在し，すでに悪性腫瘍の病名を登録済であることを表している。この場合は，D 列～ F 列すべて記録有りを意味する○を入力すればよい。また，2 行目は B 列には数字が，C 列にはエラーが出ている。この場合は悪性腫瘍の病名が登録されているので，D 列に○を入力し，テンプレート記録は突合できるデータがないため，電子カルテを目視で確認したうえで記録があれば E・F 列に○，なければ×を入力する。

　このように，Excel® によるデータの突合と電子カルテ目視による確認を組み合わせて必要な記録の有無を入力し，要件すべてに○のついた記録の数を算定件数で割って記載率を集計する。

　集計結果は，医師と診療記録監査プロジェクトメンバーに還元する。記載率の集計には使わないが，患者 ID と算定日を鍵として，K 列には当日診察した医師名を，L 列に検査項目・M 列に検査結果の数値を表示させるよう，VLOOKUP 関数を入力する。これらは医師に還元する資料作成時に，どの医師に戻すか，不足している記録を追記してもらう際の参考として使う。還元方法の詳細や改善については，「第 10 章　改善事例」で後述する。

第 9 章

監査結果報告と改善

1. 新入職員オリエンテーションにおける 診療記録記載法と監査の紹介

　新入職時のオリエンテーションとして，診療記録監査プロジェクトメンバーが，監査項目をほぼ網羅するように診療記録記載の注意事項を説明している。コピー＆ペースト（コピペ）による記録をしないこと，口頭指示内容の事後記録，指導料算定に必要な必須項目の記録，必要な承諾書等を解説するとともに，入力補助としてのテンプレートなどの紹介も兼ねている。

　この講義の最後には，当院で全医師を対象に，定期的に診療記録監査を実施していること，自己監査も行うことを伝える。

2. 医師への依頼内容

　医師への依頼内容は以下のとおりである。

　・必要な記録がもれている場合は，各担当部署から記録を依頼します。

図9.1　病名登録の方法

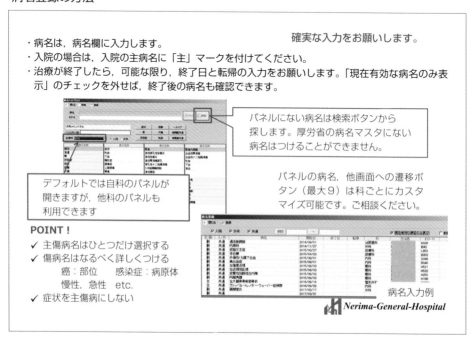

図9.2　指示入力（抑制指示・モニタ閾値指示等）

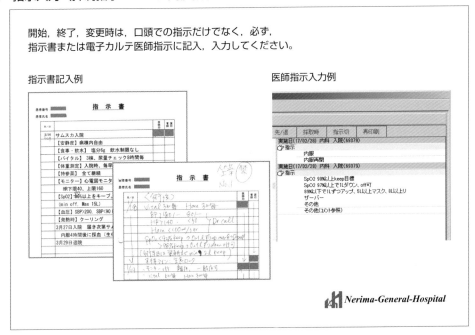

・多職種で記録内容を共有するので，なるべく略語等を使用せず，他職種にもわかりやすい記録を心がけてください。
・診療記録監査プロジェクトでは，各医師の診療記録を定期的に監査しています。
・全常勤医師を対象として，年に最低1回は担当の入院記録を監査します。
・その際，自己監査もお願いしています。
ご協力をよろしくお願いします。

3．診療記録監査

　入職時に前述のように説明しているが，監査対象となった症例の担当医に自己監査を依頼するときには，再度，診療記録監査の意義を伝えている。自己の記録を振り返る機会であること，監査項目の理解のために必要であることを伝える。1週間以内に自己評価して，良い点と改善すべき点の欄を可能な限り記録するように依頼する。

　監査チームによる評価と自己評価は，取りまとめ担当者が，プロジェクト会議で内容を検討し，承認する。評価のまとめには，当該診療記録全般に対して良い点と改善すべき点を記録するが，改善すべき点を記録する際には，一方的な批判にならないように留意する。医師が評価を気持ちよく受け入れられるように，改善すべき点が多い場合でも辛辣な表現にならないように注意して記録している。

　承認した監査結果のまとめを，プロジェクト委員長である副院長が，担当医師と診療科長に渡し，概要を説明し，必要があれば指導する。

　平均すると自己評価と他者評価には大きな乖離はないが，個々の項目または個々の医師では，自己評価と他者評価に差異が生じる場合がある。項目単位でみると，退院時要約は自己評価を高くつける傾向にある。また，医師によっても，自己評価が高い方向に偏っている医師と，自己の記録を控え目に評価

する医師の両者がある。評価結果を伝えるときは，特に自己評価が高い方向に他者評価と乖離が大きい項目について詳細に説明し，指導することにより，今後の改善を期待できる。

監査結果を基に指導した例を示す。良い点を伝えた後に，改善点を伝えるように心がけている。可能であれば，前回から改善した点を評価して伝えることが望ましい。

4．事例紹介

診療科を問わず，診療記録の質は医師ごとに異なる。監査チームの監査報告指摘事項と自己評価を対応することにより，医師自身が気付かなかった問題，課題を認識し，改善につなげることができる。しかし，すべての医師の記録の問題が改善するには，一定の時間が必要である。

本項では，医師に還元した評価のコメントの一部を紹介する。

例1 治療経過を他職種にもわかりやすく書いており，模範的な診療記録です。注文を付けるとすれば，予定入院の患者に対して，入院を決定したときの外来診療記録に入院の経緯等を詳細に記載

表9.1 事例2 ②経過記録 医師 （改訂途中の点検表）

No.	監査項目	監査担当者				自己監査	備考
		医師	看護師	診療技術部	事務系		
1	入院時の記録が適切である＊主訴，現病歴，既往歴，家族歴，全身所見を記録している	4	4	4	4	4	
2	主治医は患者の問題を把握し，適切に記録している	4	4	4	4	3	
3	医学的な入院の必要性を適切に記録し，評価している	4	4	4	4	3	救外Ｄｒが必要性を説明
4	診療プロセスや評価を適切に記録している	3	4	4	4	3	
5	観察所見・検査内容の客観的データを適切に記録している	3	4	4	4	3	
6	客観的データに基づいて評価を適切に記録している	3	4	3	4	3	
7	治療計画を適切に記録している	3	4	4	4	3	
8	治療結果についての評価を適切に記録している	3	4	4	4	3	
9	記録者の署名がある						電子カルテでは評価対象外
10	研修医の記録に，指導医の指導内容の記録がある	NA	NA	NA	NA	NA	
11	加算項目に対して，必要な記録がある	4	4	4	4	NA	
12	患者・家族等への，患者の個別性に合わせた病状等の説明内容を適切に記録している	4	4	4	4	3	
13	必要な（重要な）病名を決められた場所に登録している	0	0	1	0	3	入力なかったので入力した。担当医には注意したＳＯＡＰへの記録あるが「病名」欄に記録なしサマリーにはあるが病名欄にはない
14	毎日の状態を簡潔に記録している（過去日のカルテのコピーではない）	2	3	3	3	2	必要事項を記録しているが冗長コピペ多いＡの記録は毎日コピペしている新たな記録がわかりにくい
15	他の医師，他職種にもわかりやすい表現である	3	3	4	4	2	略語あり
16	ＳＯＡＰの形式に基づいて記録している	4	4	3	4	3	検査所見をＡに記録している

※研修医の記録に対して，担当医が確認した旨を記録している場合に限り，専修医，研修医の記録も評価対象となる

していますが，入院当日の記録からは把握できないので，「入院経緯は〇月△日の記録を参照」等を記載するとよいと思います。今後も引き続き，このような記載を心がけてください。

例2　患者，家族への説明も含め，必要な記録をきちんと記載しており，わかりやすい診療記録です。他科との連携もよく取れていることがわかります。日々の記録を書く際に，前日の記録のコピペに追記する方法は，状態の変化がわかりにくく，医療安全上も問題です。当日の状態変化や方針などを記録してください。経過を振り返るために必要でしたら，中間要約の作成をお勧めします。要約や患者説明などの記録には，フラグを立てておくと，すぐに必要な記録を開くことができます。今後，参考にしてください。

例3　医師の記録，計画をしっかり記載しています。日々の患者の状態を簡潔に記載しており，大変わかりやすい診療記録です。口頭指示が多いので，指示簿に記録を残してください。自己評価でも確認していただいていますが，退院時の経過要約の記載が不十分ですので，もう少し詳細に記録していただくようにお願いします。なお，当該患者は，他院からの紹介患者ですので，退院時には，転院先への診療情報提供書とは別に，紹介元の施設への経過報告書を出していただけるとよいと思います。

例4　以前に比べ，記録は改善しつつあります。しかし，まだ，必要・十分に記録しているとは言えません。日々の患者の状態を多職種で共有できるように，標準用語を使用して記載してください。患者，家族への説明は，誰に対して何を説明したのかを記録するようにお願いします。治療計画の記載も必要です。この評価結果を参考に，さらに記録の改善を心がけてください。

第10章

改善事例

診療記録監査プロジェクトによる業務改善事例を紹介する。

1. 統計データ

　現場で業務に携わっていると，感覚的に傾向は把握できる。しかし，感覚的に理解していることでも，データとして可視化することに意味がある。データとして示すことにより，医師間，診療科間，さらに施設間のベンチマークも可能になり，改善につなげることができる。

　多施設間の比較には，共通の定義でデータを算出する必要がある。公表されている臨床指標には，2010年から始まった厚生労働省による医療の質・評価公表等推進事業の参加団体によるもののほか，国立病院機構の臨床指標マニュアルや，京都大学のQuality Indicator/Improvement Project（QIP）などがあるが，指標の多くはDPCデータ，レセプトデータから算出できるものであり，診療記録記載に関する指標はほとんどない。

　診療記録記載に関する指標の収集には，程度の差はあるが，手作業を伴う。特に記録内容の有無に関する指標の算出には，記録内容の目視が必須である。前述（第8章の3．③）の「悪性腫瘍特異物質治療管理料算定と記録」を参照されたい。

　カルテ記載率の推移を図10.1に示す。全日調査開始前の，特定期間限定の診療記録記載率調査でも，主治医記載率は約7割，医師記載率約8割と，病院全体としてはある程度の水準を保っていた。しかし，診療科による差が顕著であり，医師記載率6割以下，または主治医記載率5割以下の診療科もあった。継続的にデータ提供を続けた結果，記載率の低かった診療科も徐々に改善が見られ，現在は全診療科で医師記載率が9割を超える高水準で推移している。なお，外科においては，現在も医師記載率と主治医記載率の乖離が大きい。これは，病棟番が全入院患者を回診するためであり，診療科内の患者情報の共有という意味でも問題はない。

　コピペ率については，診療記録監査の対象症例のみの調査であるため，継続的な評価による改善は明らかではない。しかし，コピペ率が高い場合は，監査結果説明時に指導するため，次回の監査対象になったときに，改善していることも多い。例として，A医師の診療記録文字数とコピペ率の変化を図10.2に示す。初回の監査時には，診療記録の文字数は多いが，そのほとんどがコピペによる記録だった。2回目以降の監査では，コピペが著しく削減したことがわかる。ただし，いったん改善しても，元に戻ることもあるので，継続的な確認が必要である。

2. 運用変更-1　悪性腫瘍特異物質治療管理料算定に必要な記録の記載率

　「第8章3．統計データ　③悪性腫瘍特異物質治療管理料算定と記録」で集計方法を記述したが，ここでは定期的に集計・還元する目的や方法，改善の結果を述べる。

　本記載率を集計するきっかけとなったのは，2018年に適時調査を受けるにあたり，カルテ記載が要

図 10.1　診療記録記載率推移（主治医及び医師記載率）

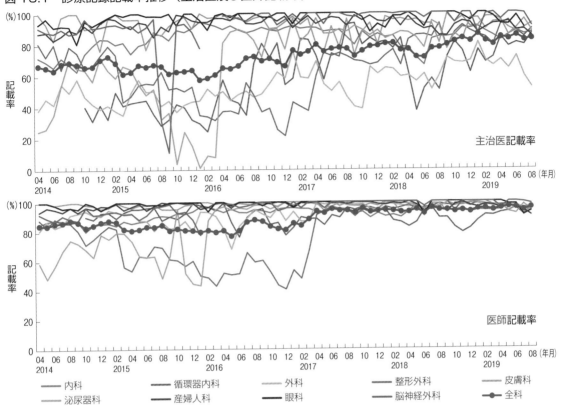

件に含まれる主な加算や診療料について，必要な記録があるか調べたことである。適時調査の調査項目には含まれないが，過去に別の監査により記録のもれについて指摘を受けたこと，算定の誤りや返戻・査定が多いと言われる診療料であることから，改善することが必要と考えた。医師・医事課・診療記録監査プロジェクトメンバーで連携して，正しい算定と適切に記録する仕組みを作った。記載率の定義と，算定要件のうち記録に関わる内容は，第8章　データ収集　3．統計データ　③悪性腫瘍特異物質治療管理料算定と記録に記述した。

　2018年10月の初回調査時点では，3要件すべて記録していたのは38%であった。項目別では，病名登録59%，検査結果の要点記述69%，治療計画の要点記述64%であった。個別算定対象の記録の調査結果を医師および医事課へ還元したところ，以下の意見を得た。

＜医師の意見＞

・算定対象がわかりにくい
・算定が適切でない
　例：確定診断がついていないのに算定している。
・必要な記録を書いているはずである
　例：「"化学療法施行"と書いてある」と言うが，監査側は，その文言ではその日実施したのか，今後，継続実施することかわからず，今後の治療計画とは言えないと判断した。

図 10.2　A 医師の診療記録文字数とコピペ率の推移

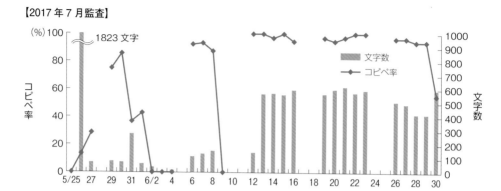

【2017 年 7 月監査】

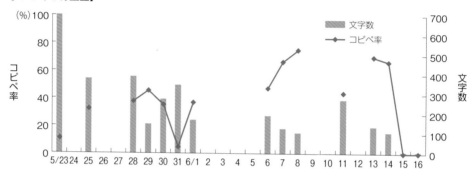

【2018 年 6 月監査】

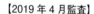

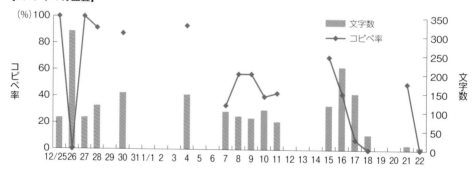

【2019 年 4 月監査】

<医事課の意見>

* 会計混雑時はカルテを読み込む時間がない

* 医師の記録がわかりにくく読み取れない

　収集した意見から，①医師は，算定対象患者であることと何を書けばよいかわかれば記録できる，②医事課は，わかりやすい記録であれば算定を間違えない，と考えて対策を検討した。

　医師が算定対象患者を把握するための仕組みとして，算定対象患者の電子カルテ上に付箋を貼り，算定対象患者を明示した。付箋は，患者のカルテを開くと常に見えるため，算定対象患者であることが一目でわかる。付箋には，算定したことと，記述すべき内容を書いてあるので，医師はそれを参考に書け

図 10.3　対策後の流れ

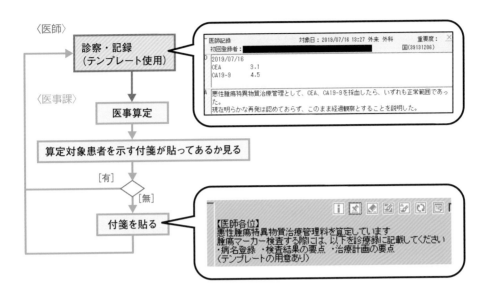

ばよい。また，多くの患者は経過観察目的で腫瘍マーカーを検査することから，医師と話し合い，あらかじめ検査結果および今後の治療計画の要点を盛り込んだテンプレートを用意した。テンプレート化したことで，医師は簡単に記録でき，医事課は見つけやすく，分かりやすい記録となった。

　導入にあたり，直近 3 カ月分の算定患者のカルテ上に付箋を貼付し，以降は医事課が算定時にカルテを確認して付箋を貼るようにした。これにより，以下の流れで算定対象患者のカルテにもれなく付箋を貼付できる（**図 10.3** 参照）。

　医師への個別算定事例の還元には，「第 8 章 3．統計データ　③悪性腫瘍特異物質治療管理料算定と記録」で使用した集計シートを用いる。集計シートに，必要な対応と記録すべき医師名，検査結果が抜けている場合にはその数値等を加筆し，医師ごとに，非常勤医師も含め一覧にまとめ，各診療科長に配布し，指導を依頼している（**表 10.1** 参照）。医師が資料を確認し，確定診断していないのに算定している場合など，記録もれではなく算定間違いの場合は医事課に連絡し，算定を取り消すこととした。

　取組み開始当初は，診療記録監査プロジェクトメンバーの質保証室職員 1 名が，集計〜還元を担当していたため，2 〜 3 カ月に 1 回の頻度で監査した。しかし，医師から「もっと頻度を上げて，1 回に見直す記録の数を少なくしてほしい」と要望が出た。そこで作業者を増やし，月に 1 回に頻度を上げた。現在は，医療情報管理室の診療情報管理士 2 名が，集計・還元資料を作成している。

　対策後，記載率は以下のとおり改善した。2019 年 4 月以降，医師の交代により数カ月記載率が下がったが，その後は 70 〜 80％前後で推移している（**図 10.4** 参照）。

　一度テンプレートを使用すると，次の診察時に前回記録を見るため，経過の長い患者に対する記録のもれは少ない。もれが多いのは，悪性腫瘍の確定診断後初の検査，悪性腫瘍の既往がある患者が別の疾患で救急搬送から入院し，入院時に検査して異常がないことを確認したあと，そして他科で悪性腫瘍を経過観察している患者に対し，別の診療科で腫瘍マーカーも含めて血液検査した際の記録である。

　本来 100％であるべきで，適切な算定と記録ができるよう，監査と還元を継続する必要がある。

表 10.1　個別算定事例の還元資料

病名登録	検査結果記載	計画要点記載	必要な対応	医師名	患者番号	算定日	診療科
○	○	○	—	●●先生	××××	2019/11/1	外科
○	×	×	SOAP への検査結果および治療計画の要点記載 CEA 3.2 ／ CA19-9 2.3	●●先生	××××	2019/11/1	外科
×	○	○	病名登録（悪性腫瘍の確定診断病名登録なし）	●●先生	××××	2019/11/7	外科
×	×	×	SOAP への検査結果および治療計画の要点記載 CEA 5.4 ／ CA15-3 9.1 病名登録（悪性腫瘍の確定診断病名登録なし）	●●先生	××××	2019/11/1	外科
○	○	○	—	●●先生	××××	2019/11/7	外科
○	○	○	—	●●先生	××××	2019/11/7	外科
×	○	○	病名登録（悪性腫瘍の確定診断病名登録なし）	▲▲先生	××××	2019/10/29	外科

図 10.4　病名登録・検査結果と治療計画要点すべて記載のある割合

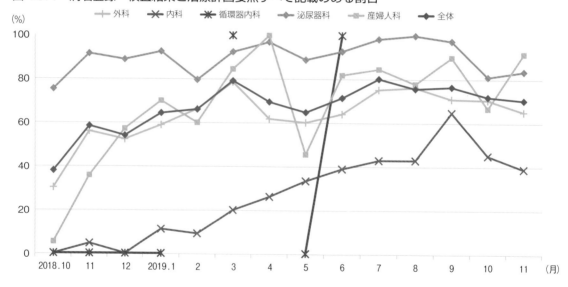

3．運用変更-2　入院診療計画書

① 運用変更の契機

　2018 年 12 月，関東信越厚生局の適時調査で「入院診療計画書に医師，看護師のサインはあるが，チーム医療として栄養科や理学療法科などの計画も入れ，栄養士や理学療法士など多職種のサインが必要」との指摘を受けた。そこで診療記録監査プロジェクトを中心に，管理栄養士や理学療法士等の計画を入院診療計画書に記録し署名することとした。

　入院診療計画書の主旨は，入院後 1 週以内に医師，看護師，管理栄養士，理学療法士が計画立案し，

書面で患者に説明することである。4職種で適切に診療計画書を作成するには，運用を大きく変更するための多くの壁があった。以下順次，運用変更に向けた取組みを報告する。

②　運用変更に向けた取組み

1)「特別な栄養管理の必要性」「理学療法の必要性」の定義

　特別な栄養管理の定義について関東信越厚生局東京事務所，東京都栄養士会に確認したところ，厚労省では「特別な栄養管理」の具体的な定義はなく，医療機関で判断基準を決めるよう周知している，との回答であった。厚労省の見解を受け，栄養科で院内の基準を検討した。管理栄養士は入院患者すべてに通常の栄養管理を行っている。「常食を含めた治療食」を通常の栄養管理と定義し，「低栄養，褥瘡等のための通常ではない栄養管理が必要と医師が判断した場合」を「特別な栄養管理」と定義し，院内に周知した。また入院診療計画書の入力欄に定義を記述した。

　「理学療法の必要性」は医師が理学療法の必要ありと診断した場合である。

2) 入院診療計画書作成　業務フロー判定表

　まず以下診療計画書作成の業務フローを3類型に分け，判定表を作成した（図10.5）。

ⅰ クリニカル・パス適用の場合

　　多職種であらかじめ診療内容，計画を立案しているので，外来で入院診療計画書を発行する。

ⅱ「特別な栄養管理の必要性」「リハビリテーションの必要性」がない場合

　　入院決定時に，外来で入院承諾書を印刷し，患者に渡す。入院後速やかに，入院診療計画書に病棟で入院担当医師，病棟看護師が計画立案・記録し，印刷後患者に渡し説明する。

ⅲ「特別な栄養管理の必要性」「リハビリテーションの必要性」がある場合

　　入院決定時に，外来で入院時セット画面から入院承諾書を印刷し，患者に渡す。

　入院日含め7日以内に，病棟で医師，看護師，管理栄養士，理学療法士がそれぞれ計画立案し，入院診療計画書に記録する。全職種の記録が終了した時点で印刷し，患者に渡す。しかし3〜4職種が同時に診療計画を検討することは困難であり，運用と情報システムの改善が必要となった。

3) 管理栄養士や理学療法士等が入院診療計画書に関わる運用と情報システムの改善

　医師が管理栄養士や理学療法士等の関与が必要と判断した場合，「特別な栄養管理の必要性」や「リハビリテーションの必要性」に有を入力する。その際，管理栄養士や理学療法士等が入院診療計画書作成に必ず関わる仕組みが必要である。具体的には「特別な栄養管理の必要性」を有と入力すると，自動的に入院診療計画書の食事欄に「別途計画書参照」と印字して（図10.6右），説明時に入院診療計画書と併せ，栄養管理計画書を渡すようにした。同様に，「リハビリテーションの必要性」を有と入力した場合，理学療法の欄に「別途計画書参照」と自動的に印字し（図10.6右），後日理学療法士等が計画書を印刷し，直接患者に説明するように運用と情報システムを改善した。

4) 管理栄養士，理学療法士の計画を入院診療計画書からもらさない仕組み

　医師，看護師，管理栄養士，理学療法士等，専門領域により計画を立案する時期が異なる。特に管理栄養士，理学療法士が計画立案したことを把握することが困難であり，立案前に医師もしくは看護師が印刷して患者に渡す危惧があった。そこで「特別な栄養管理の必要性」もしくは「リハビリテーションの必要性」が有の場合，担当管理栄養士または理学療法士を含む全職種が入院診療計画書に氏名を入力する前には，入院診療計画書を印刷できない仕組みにした（図10.7）。

108

図 10.5　入院診療計画書作成　業務フロー判定表

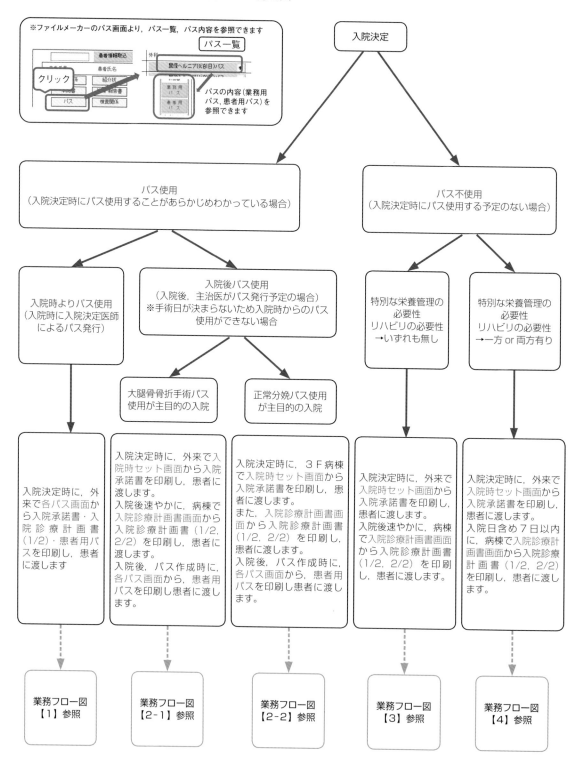

図 10.6　入院診療計画書

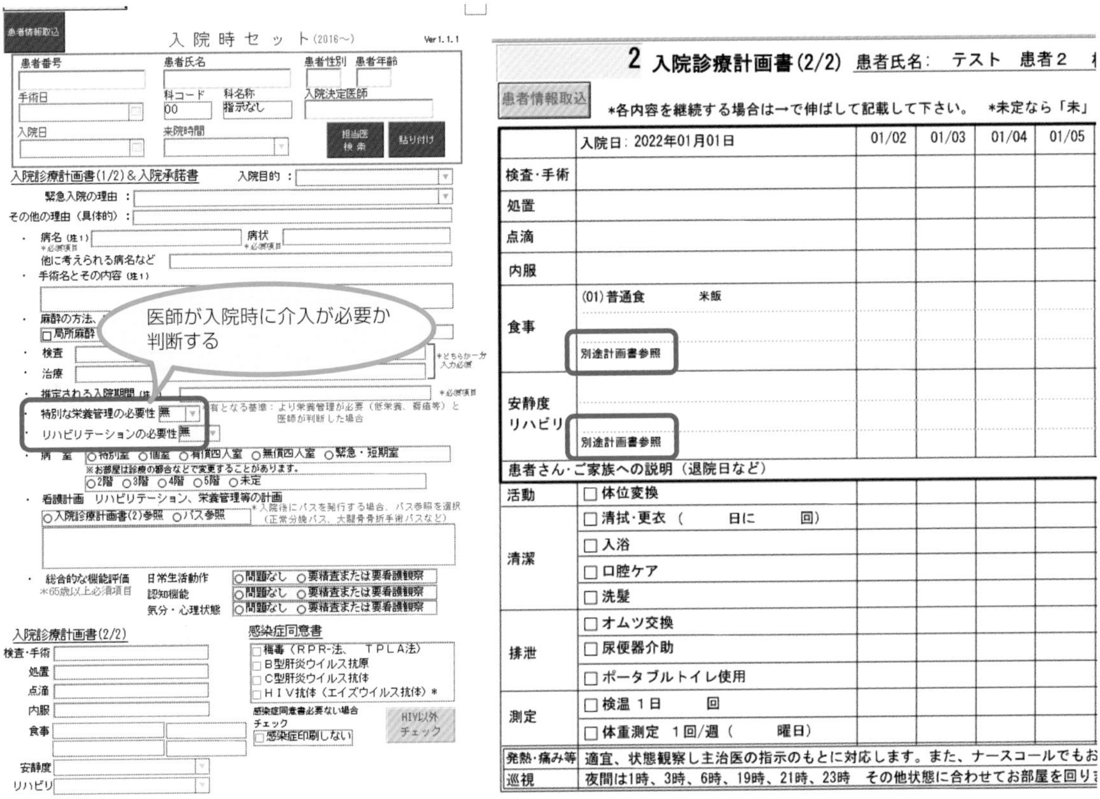

図 10.7　入院診療計画書　各職種署名欄

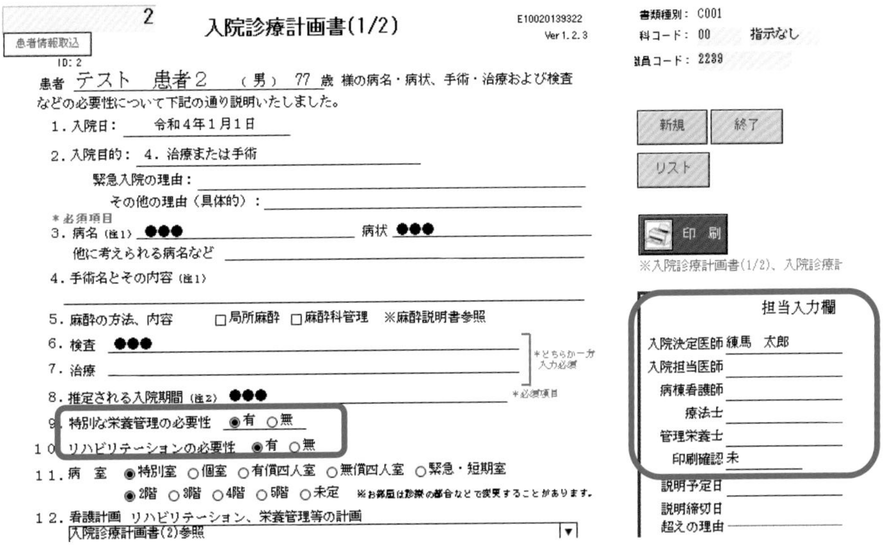

公益財団法人東京都医療保健協会
練馬総合病院

図 10.8　入院診療計画書　各職種患者抽出一覧

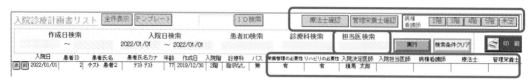

図 10.9　印刷可能フラグの可視化

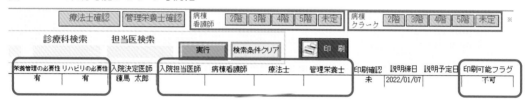

5）各職種が計画書を記載すべき患者を把握する仕組み

　関与する職種を把握しやすいように，入院診療計画書作成画面で各職種が自分の担当患者を把握できる仕組みを作成した（**図 10.8**）。

6）関与する全職種入力後に計画書を発行する仕組み──印刷可能フラグの作成

　4）でも述べたが，多職種が関わることで，立案前に医師，もしくは看護師が印刷して患者に渡すことを避けるため，関わる全職種の記録がなければ印刷できない仕組みを作成した。

　特別な栄養管理の必要性，またはリハビリテーションの必要性が有の場合，**図 10.7** の各職種署名欄に氏名を入力しない場合，印刷可能フラグを「不可」として発行できないようにした（**図 10.9**）。

　なお，特別な栄養管理の必要性，またはリハビリテーションの必要性がともに無の場合でも，入院担当医師と病棟看護師の両方の氏名を入力しないと（**図 10.7**）印刷可能フラグは「可能」にできない。

7）1週間以内に患者または患者家族に説明できない場合のシステム管理

　多職種が関わることにより，入院診療計画書を最終的に立案するまでは日数を要する。そのため自分で署名できない患者の場合，患者家族から署名を得るために再度来院してもらわなければならない。入院時には患者家族がいる場合が多いが，再度来院してもらう場合，1週間以内に説明できない可能性がある。その場合の対策を立案した。

　診療報酬の取決め〔基本診療料の施設基準等等第 4「1 入院診療計画の基準」事務連絡（診療点数早見表 2020 年 4 月版 p.990）〕で，「入院後 1 週間以内に患者又はその家族に説明できない場合，その旨カルテに記録することで（入院基本料を）算定できる」と定めている。

　説明できなかった場合，その理由を診療記録に残すだけではなく，システムでも管理する仕組みを作成した。具体的には「説明締切日超えの理由」（図 10.10）に入院日を含めて 7 日を超えて，入院診療計画書を患者へ説明した場合，説明が遅れた理由を入力する（記入例：家族の来院が遅れた，など）（同様の情報を診療記録にも残す）。

図 10.10　1 週間以内に患者または患者家族に説明できない場合のシステム管理

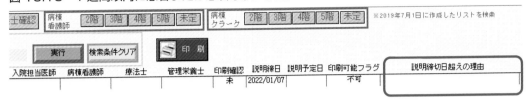

表 10.2　管理栄養士, 理学療法士の作成した入院診療計画書数

調査対象期間	2019 年 1-6 月 n=2250	2019 年 7-12 月 n=2845
特別な栄養管理が有り	52	32
リハビリテーションの必要性が有り	195	189

③　運用実施

　2019 年 7 月より運用を開始した。特別な栄養管理が有りまたは理学療法の必要性有りの患者を抽出し, 署名の取得数を確認した (表 10.2)。各職種の診療計画を患者または患者家族に書面を渡すことができ, 患者サービスの向上につながった。

④　まとめ

　入院基本料算定に必須である入院診療計画書は, 病院機能評価においても「診療計画は医師だけのものではなく, 入院診療計画, 看護計画, 栄養に関する計画, リハビリテーション実施計画など, 様々な職種の計画がある。それぞれ専門の観点から患者の状態を評価し, 患者・家族の希望も反映させながら, 実施計画を立て, 患者・家族へ適切に説明し同意を得ることが求められる」と記載されている。
　基準の明確化, 書式の統一などを見直すことにより, 診療記録の質を担保し, 医療の質を向上させることができた。今後も院内全体で医療の質向上と維持を意識付ける。

あとがき

　診療記録監査の目的は診療記録を整備して医療の質を向上させることです。診療記録は患者さんの病歴，嗜好，社会的背景（職業，家族構成），検査所見，画像所見，薬歴，アレルギー歴等すべての情報を医師，看護師，薬剤師等多職種で収集し，整理することから始まります。整理した情報を元に医師は問題点を挙げ，それぞれの問題点を評価します。診断がついたか否か，未診断なら今後の診断に至るプロセスを記録します。すなわち，現在どの程度まで評価しているのかを全職種に可視化することが求められます。

　看護師は医師の方針のもと看護問題を抽出し看護方針を立てます。薬剤師は薬歴，持参薬を見直し，医師の記録，患者からの聴取，検査所見から薬剤が適切，適量使用されているかを評価し，また，薬効，副作用を評価して医師に助言します。リハビリ，栄養指導が必要であれば，それぞれの職種で情報を集めて評価します。すなわち，一人の患者に対して，多職種が評価，計画し診療情報を共有して診療に当たります。これを，チーム医療と言います。電子カルテはチーム医療実践のうえで必須の道具です。

　また，診療記録は同時に診療報酬請求の根拠にもなります。診療した事実に基づいて，必要事項を適切に記録しなければ，診療報酬を請求できません。また，診療記録は外部監査への対応，行政当局による適時調査，医療監視（保健所等），病院機能評価（日本医療機能評価機構）の事前準備等に必須の基礎資料です。

　本プロジェクトでは，監査項目を決める作業から入りました。いろいろな議論の末，監査項目を決め監査票を作成しました。毎月，3症例の診療記録を抽出して，それぞれの診療記録に対して，4名の多職種で構成するメンバーで監査し，評価票を完成させ，委員会で報告します。委員会での意見を受けて監査票を修正し，医師，看護師，薬剤師，理学療法士，栄養士，検査技師，放射線技師等に文書と口頭説明でフィードバックしております。他職種にも理解できるように記録しているか，理路整然と記録しているかが重要です。内容が良くても，他の職員に理解できなければ意味がありません。診療記録の内容は改善しておりますが，一進一退です。毎年，職員が入れ替わるので，監査を継続する必要があります。

　また，監査項目自体にも様々な問題が出ます。月1回の会合で討議して，監査項目の解釈や内容の追加，削減，修正等を行い，改善をはかって今に至ります。この活動ははまだスタート地点に立ち一歩踏み出したところです。まだ，手さぐりの状態ですが，継続的改善に努めます。また，我々の経験が皆様のお役に立てれば幸いです。

　　　　　　　令和2年4月　副院長・診療記録監査プロジェクトリーダー　柳川達生

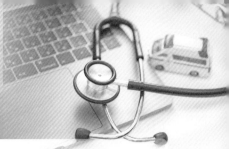

資料1

診療記録の記録・保存・管理・運用に関する法令

医師法

第24条　医師は，診療をしたときは，遅滞なく診療に関する事項を診療録に記載しなければならない。

　2　前項の診療録であつて，病院又は診療所に勤務する医師のした診療に関するものは，その病院又は診療所の管理者において，その他の診療に関するものは，その医師において，5年間これを保存しなければならない。

医師法施行規則

第23条　診療録の記載事項は，左の通りである。

1　診療を受けた者の住所，氏名，性別及び年齢
2　病名及び主要症状
3　治療方法（処方及び処置）
4　診療の年月日

医療法施行規則

諸記録に関する部分

第20条　法第21条第1項第2号から第6号まで，第8号，第9号及び第11号の規定による施設及び記録は，次の各号による。

（中略）

　10　診療に関する諸記録は，過去2年間の病院日誌，各科診療日誌，処方せん，手術記録，看護記録，検査所見記録，エックス線写真，入院患者及び外来患者の数を明らかにする帳簿並びに入院診療計画書とする。

（以下略）

第21条の5　法第22条第1号から第8号までの規定による施設及び記録は，次のとおりとする。

（中略）

　2　診療に関する諸記録は，過去2年間の病院日誌，各科診療日誌，処方せん，手術記録，看護記録，検査所見記録，エックス線写真，紹介状，退院した患者に係る入院期間中の診療経過の要約及び入院診療計画書とする。

　3　病院の管理及び運営に関する諸記録は，共同利用の実績，救急医療の提供の実績，地域の医療従事者の資質の向上を図るための研修の実績，閲覧実績並びに紹介患者に対する医療提供及び他

の病院又は診療所に対する患者紹介の実績を明らかにする帳簿とする。

第22条の3　法第22条の2第2号から第4号までの規定による施設及び記録は，次のとおりとする。

（中略）

2　診療に関する諸記録は，過去2年間の病院日誌，各科診療日誌，処方せん，手術記録，看護記録，検査所見記録，エックス線写真，紹介状，退院した患者に係る入院期間中の診療経過の要約及び入院診療計画書とする。

3　病院の管理及び運営に関する諸記録は，過去2年間の従業者数を明らかにする帳簿，高度の医療の提供の実績，高度の医療技術の開発及び評価の実績，高度の医療の研修の実績，閲覧実績，紹介患者に対する医療提供の実績，入院患者，外来患者及び調剤の数並びに第9条の23第1項第1号並びに第1条の11第1項に規定する体制の確保及び同条第2項に規定する措置の状況を明らかにする帳簿とする。

病院の管理及び運営に関する諸記録

第21条の5　（地域医療支援病院の場合）

3　病院の管理及び運営に関する諸記録は，共同利用の実績，救急医療の提供の実績，地域の医療従事者の資質の向上を図るための研修の実績，閲覧実績並びに紹介患者に対する医療提供及び他の病院又は診療所に対する患者紹介の実績を明らかにする帳簿とする。

第22条の3　（特定機能病院の場合）

3　病院の管理及び運営に関する諸記録は，過去2年間の従業者数を明らかにする帳簿，高度の医療の提供の実績，高度の医療技術の開発及び評価の実績，高度の医療の研修の実績，閲覧実績，紹介患者に対する医療提供の実績，入院患者，外来患者及び調剤の数並びに第9条の23第1項第1号並びに第1条の11第1項に規定する体制の確保及び同条第2項に規定する措置の状況を明らかにする帳簿とする。

保険医療機関及び保険医療養担当規則

第9条　保険医療機関は，療養の給付の担当に関する帳簿及び書類その他の記録をその完結の日から3年間保存しなければならない。ただし，患者の診療録にあつては，その完結の日から5年間とする。

（看護記録について）
基本診療料の施設基準等及びその届出に関する手続きの取扱いについて（平成16年2月27日保医発第0227002号保険局医療課長通知）

別紙3　入院基本料に係る看護記録
入院基本料の届出を行った病棟においては，看護体制の1単位ごとに次に掲げる記録がなされている必要がある。ただし，その様式，名称等は各保険医療機関が適当とする方法で差し支えない。

1　患者の個人記録
　(1)　経過記録
　　　個々の患者について観察した事項及び実施した看護の内容等を看護要員が記録するもの。ただし，病状安定期においては診療録の温度表等の余白にその要点を記録する程度でもよい。
　(2)　看護計画に関する記録
　　　個々の患者について，計画的に適切な看護を行うため，看護の目標，具体的な看護の方法及び評価等を記録するもの。

2　看護業務の計画に関する記録
　(1)　看護業務の管理に関する記録
　　　患者の移動，特別な問題を持つ患者の状態及び特に行われた診療等に関する概要，看護要員の勤務状況並びに勤務交代に際して申し送る必要のある事項等を各勤務帯ごとに記録するもの。
　(2)　看護業務の計画に関する記録
　　　看護要員の勤務計画及び業務分担並びに看護婦，准看護婦の受け持ち患者割当等について看護チームごとに掲げておくもの。

薬剤師法

（薬剤師の記録義務）

（調剤録）
第28条　薬局開設者は，薬局に調剤録を備えなければならない。
　2　薬剤師は，薬局で調剤したときは，調剤録に厚生労働省令で定める事項を記入しなければならない。ただし，その調剤により当該処方せんが調剤済みとなつたときは，この限りでない。
　3　薬局開設者は，第1項の調剤録を，最終の記入の日から3年間，保存しなければならない。

（調剤録の記入事項）

薬剤師法施行規則

第16条　法第28条第2項 の規定により調剤録に記入しなければならない事項は，次のとおりとする。
　1　患者の氏名及び年令
　2　薬名及び分量
　3　調剤年月日
　4　調剤量
　5　調剤した薬剤師の氏名
　6　処方せんの発行年月日
　7　処方せんを交付した医師，歯科医師又は獣医師の氏名
　8　前号の者の住所又は勤務する病院若しくは診療所若しくは飼育動物診療施設の名称及び所在地
　9　前条第2号及び第3号に掲げる事項

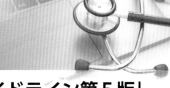

「医療情報システムの安全管理に関するガイドライン第５版」（診療記録に関する部分を抜粋）

１．はじめに

　平成11年4月の通知「診療録等の電子媒体による保存について」（略），平成14年3月通知「診療録等の保存を行う場所について」，平成17年3月31日改正により，診療録等の電子保存及び保存場所に関する要件等が明確化された。その後，情報技術の進歩は目覚しく，社会的にもe-Japan戦略・計画を始めとする情報化の要請はさらに高まりつつある。平成16年11月に成立した「民間事業者等が行う書面の保存等における情報通信の技術の利用に関する法律」（e-文書法）によって原則として法令等で作成又は保存が義務付けられている書面は電子的に取り扱うことが可能となった。医療情報においても「厚生労働省の所管する法令の規定に基づく民間事業者等が行う書面の保存等における情報通信の技術の利用に関する省令」（平成17年3月e-文書法省令）が発出された。

　平成15年6月より厚生労働省医政局に設置された「医療情報ネットワーク基盤検討会」において，医療情報の電子化についてその技術的側面及び運用管理上の課題解決や推進のための制度基盤について検討を行い，平成16年9月最終報告が取りまとめられた。

　上記に対応するために，「法令に保存義務が規定されている診療録及び診療諸記録の電子媒体による保存に関するガイドライン」（平成11年4月），「診療録等の外部保存に関するガイドライン」（平成14年5月）を見直し，さらに，個人情報保護に資する情報システムの運用管理に関わる指針とe-文書法への適切な対応を行うための指針を統合的に作成することとした。平成16年12月には「医療・介護関係事業者における個人情報の適切な取扱いのためのガイドライン」が公表され，平成17年4月の「個人情報の保護に関する法律」の全面実施に際しての指針が示された。これらの事情を踏まえ，本ガイドライン初版が平成17年3月に公開された。

　また，平成29年5月に，改正個人情報保護法が全面施行されることとなり，これに伴って個人情報保護委員会が「個人情報の保護に関する法律についてのガイドライン（通則編）」（「通則ガイドライン」）を公表した。この通則ガイドラインを踏まえ，医療・介護分野における個人情報の取扱いに係る具体的な留意点や事例等が「医療・介護関係事業者における個人情報の適切な取扱いのためのガイダンス」（平成29年4月）において示された。（略）

　本ガイドラインは，医療情報システムの安全管理やe-文書法への適切な対応を行うため，技術的及び運用管理上の観点から所要の対策を示したものである。（略）

　「医療・介護関係事業者における個人情報の適切な取扱いのためのガイダンス」を十分理解し，情報システムに関わらない部分でも医療情報の適切な取扱いのための措置が講じられていることを確認することが必要である。

● 改訂概要　【第5版】

　本ガイドライン第4版の公表以降，医療等分野並びに医療情報システムを取り巻く環境は大きく変化

している。個人や組織に関する情報や金銭等の窃取を目的としたサイバー攻撃が多様化・巧妙化し，医療機関等がその標的となる事例も現れるようになった。（略）

「IoT（モノのインターネット）」と称される新技術やサービス等の普及も著しく，今後の技術の進展が期待されるものの，医療等分野は新たなセキュリティリスクに直面している。

本ガイドラインにおいても，関連する1章や6章を改定するとともに，第4.2版の公表以降に追加された標準規格等への対応を行った。

また，改正個人情報保護法及びその関連法令等が平成29年5月に全面施行されることを踏まえ，本ガイドラインにおける参照記述を修正する等，上記法令等や「医療・介護関係事業者における個人情報の適切な取扱いのためのガイダンス」への対応を行った。

1章では，本ガイドラインの対象に，病院，一般診療所，歯科診療所，助産所，薬局，訪問看護ステーション，介護事業者，医療情報連携ネットワーク運営事業者等における電子的な医療情報の取扱いに係る責任者が含まれることを明確化した。（略）

3章では，1章の改定を踏まえ，介護事業者が取り扱う文書がe-文書法の対象範囲でかつ当該文書の内容に医療情報が含まれる場合には，7章及び9章の対象となる旨を追記した。（略）

4章では，改正個人情報保護法で新たに規定された事項について，関係資料を参照する。（略）

5章では，新たに加わった厚生労働省標準規格やJAHIS標準規約等を追記した。（略）

日本IHE協会の「地域医療連携における情報連携基盤技術仕様」について記述を設けた。

6章では，規格の更新を受け，「6.1方針の制定と公表」及び「6.2医療機関等における情報セキュリティマネジメントシステム（ISMS）の実践」において所要の改定を行った。（略）

「6.5技術的安全対策」では，攻撃手法の高度化により，ID・パスワードのみの組み合わせによる認証では十分な安全性を確保できない現状に鑑みて，認証に係る技術の端末への実装状況等を考慮し，できるだけ早期に2要素認証を実装することを求め，かつパスワード要件について追記したほか，上述のIoTについて「(6) 医療等分野におけるIoT機器の利用」を設け，情報セキュリティの観点から医療機関等が順守すべき事項を規定した。

「6.6人的安全対策」及び「6.10災害，サイバー攻撃等の非常時の対応」では，医療機関等を対象とするサイバー攻撃のリスクが顕在化していることへの対応として，サイバー攻撃等への事前及び事後の対応や連絡先等について規定を設けた。（略）

業務にモバイル端末を用いる機会が増加していることを踏まえ，「6.9情報及び情報機器の持ち出しについて」において，公衆無線LAN，個人所有又は個人の管理下にある端末の業務利用（BYOD）の取扱い等，モバイル端末の使用時における順守事項を明確化した。（略）

「6.12法令で定められた記名・押印を電子署名で行うことについて」では，国家資格の証明が求められる文書に対する考え方や取扱いについて追記を行った。

7章では，「7.1真正性の確保について」において，電子カルテ等の入力における関係者の役割や責任をより明確にするとともに，代行入力を行う場合の記録確定に当たって順守すべき事項を追記した。また，「7.3保存性の確保について」において，医療機関等が文書を保存する際の将来の互換性の確保について，規定を設けた。

10章は，これらの改定に合わせて所要の改定を行った。

2．本指針の読み方

本指針は次のような構成になっている。（略）

1章～6章： 個人情報を含むデータを扱う全ての医療機関等で参照されるべき内容を含んでいる。

7 章：　保存義務のある診療録等を電子的に保存する場合の指針を含んでいる。

8 章：　保存義務のある診療録等を医療機関等の外部に保存する場合の指針を含んでいる。

9 章：　e- 文書法に基づいてスキャナ等により電子化して保存する場合の指針を含んでいる。

10 章：　　運用管理規程に関する事項について記載されている。

（略）

3．本ガイドラインの対象システム及び対象情報

本ガイドラインは保存システムだけではなく，医療に関わる情報を扱う全ての情報システムと，それらのシステムの導入，運用，利用，保守及び廃棄に関わる人又は組織を対象としている。ただし，「7 電子保存の要求事項について」，「8 診療録及び診療諸記録を外部に保存する際の基準」，及び「9 診療録等をスキャナ等により電子化して保存する場合 について」は対象となる文書等が一部限定されている。

3.1　7 章及び 9 章の対象となる文書について

医療に関する文書は，法令等によって保存，作成及び交付等が定められている文書と，そうでない文書に大別できる。7 章及び 9 章の対象となる文書は，法令による保存，作成及び交付等が定められている文書の一部であり，具体的には，e- 文書法の対象範囲となる医療関係文書等として，e- 文書法省令，「民間事業者等が行う書面の保存等における情報通信の技術の利用に関する法律等の施行等について」（平成 28 年 3 月「施行通知」）で定められた下記の文書等を対象としている。なお，※で示す処方せんについては施行通知第 2　2（4）の要件を充足する必要がある。

1　医師法（昭和 23 年法律第 201 号）第 24 条の診療録

2　歯科医師法（昭和 23 年法律第 202 号）第 23 条の診療録

3　保健師助産師看護師法（昭和 23 年法律第 203 号）第 42 条の助産録

4　医療法（昭和 23 年法律第 205 号）第 51 条の 2 第 1 項及び第 2 項の規定による事業報告書等及び監事の監査報告書の備置き

5　歯科技工士法（昭和 30 年法律第 168 号）第 19 条の指示書

6　薬剤師法（昭和 35 年法律第 146 号）第 28 条の調剤録

7　外国医師又は外国歯科医師が行う臨床修練に係る医師法第 17 条及び歯科医師法第 17 条の特例等に関する法律（昭和 62 年法律第 29 号）第 11 条の診療録

8　救急救命士法（平成 3 年法律第 36 号）第 46 条の救急救命処置録

9　医療法施行規則（昭和 23 年厚生省令第 50 号）第 30 条の 23 第 1 項及び第 2 項の帳簿

10　保険医療機関及び保険医療養担当規則（昭和 32 年厚生省令第 15 号）第 9 条の診療録等（作成については，同規則第 22 条）

11　保険薬局及び保険薬剤師療養担当規則（昭和 32 年厚生省令第 16 号）第 6 条の調剤録（作成については，同規則第 5 条）

12　臨床検査技師等に関する法律施行規則（昭和 33 年厚生省令第 24 号）第 12 条の 3 の書類（作成については，同規則第 12 条第 14 号及び第 15 号）

13　医療法（昭和 23 年法律第 205 号）第 21 条第 1 項の記録（同項第 9 号に規定する診療に関する諸記録のうち医療法施行規則第 20 条第 10 号に規定する処方せんに限る），第 22 条の記録（同条第 2 号に規定する診療に関する諸記録のうち医療法施行規則第 21 条の 5 第 2 号に規定する処方せんに限る），同法第 22 条の 2 の記録（同条第 3 号に規定する診療に関する諸記録のうち医療法施行規則

第22条の3第2号に規定する処方せんに限る），及び同法第22条の3の記録（同条第3号に規定する診療及び臨床研究に関する諸記録のうち医療法施行規則第22条の7第2号に規定する処方せんに限る）※

14　薬剤師法（昭和35年法律第146号）第26条，第27条の処方せん※

15　保険薬局及び保険薬剤師療養担当規則（昭和32年厚生省令第16号）第6条の処方せん※

16　医療法（昭和23年法律第205号）第21条第1項の記録（医療法施行規則第20条第10号に規定する処方せんを除く），同法第22条の記録（医療法施行規則第21条の5第2号に規定する処方せんを除く），同法第22条の2の記録（医療法施行規則第22条の3第2号に規定する処方せんを除く）及び同法第22条の3の記録（医療法施行規則第22条の7第2号に規定する処方せんを除く）

17　麻薬及び向精神薬取締法（昭和28年法律第14号）第27条第6項の処方せん※

18　歯科衛生士法施行規則（平成元年厚生省令第46号）第18条の歯科衛生士の業務記録

19　医師法（昭和23年法律第201号）第22条の処方せん※

20　歯科医師法（昭和23年法律第202号）第21条の処方せん※

21　保険医療機関及び保険医療養担当規則（昭和32年厚生省令第15号）第23条第1項の処方せん※

22　診療放射線技師法（昭和26年法律第226号）第28条第1項の規定による照射録また，介護事業者が取り扱う以下の文書は，e-文書の対象範囲であり，文書の内容に医療情報が含まれることがある。以下に挙げた文書に限らず，介護事業者が取り扱う文書がe-文書法の対象範囲でかつ当該文書の内容に医療情報が含まれる場合には，7章及び9章の規定を遵守する必要がある。

1　指定居宅サービス等の事業の人員，設備及び運営に関する基準（平成11年厚生省令第37号）第73条の2第2項の規定による訪問看護計画書及び訪問看護報告書

2　指定居宅サービス等の事業の人員，設備及び運営に関する基準（平成11年厚生省令第37号）第154条の2第2項（第155条の12において準用する場合を含む）の規定による短期入所療養介護計画

3　指定居宅サービス等の事業の人員，設備及び運営に関する基準（平成11年厚生省令第37号）第191条の2第2項及び第192条の11第2項の規定による特定施設サービス計画

4　指定介護老人福祉施設の人員，設備及び運営に関する基準（平成11年厚生省令第39号）第37条第2項の規定による施設サービス計画

5　介護老人保健施設の人員，施設及び設備並びに運営に関する基準（平成11年厚生省令第40号）第38条第2項の規定による施設サービス計画

6　指定訪問看護の事業の人員及び運営に関する基準（平成12年厚生省令第80号）第30条第2項の規定による訪問看護指示書，特別訪問看護指示書，精神科訪問看護指示書，精神科特別訪問看護指示書及び在宅患者訪問点滴注射指示書

7　指定介護予防サービス等の事業の人員，設備及び運営並びに指定介護予防サービス等に係る介護予防のための効果的な支援の方法に関する基準（平成18年厚生労働省令第35号）第73条第2項の規定による介護予防訪問看護計画書及び介護予防訪問看護報告書

8　指定介護予防サービス等の事業の人員，設備及び運営並びに指定介護予防サービス等に係る介護予防のための効果的な支援の方法に関する基準（平成18年厚生労働省令第35号）第194条第2項（第210条において準用する場合を含む）の規定による介護予防短期入所療養介護計画

9　指定介護予防サービス等の事業の人員，設備及び運営並びに指定介護予防サービス等に係る介護予防のための効果的な支援の方法に関する基準（平成18年厚生労働省令第35号）第244条第2項及び第261条第2項の規定による介護予防特定施設サービス計画

10　指定地域密着型サービスの事業の人員，設備及び運営に関する基準（平成18年厚生労働省令

第 34 号）第 3 条の 40 第 2 項の規定による定期巡回・随時対応型訪問介護看護計画及び訪問看護報告書

11　指定地域密着型サービスの事業の人員，設備及び運営に関する基準（平成 18 年厚生労働省令第 34 号）第 40 条の 15 第 2 項の規定による療養通所介護計画

12　指定地域密着型サービスの事業の人員，設備及び運営に関する基準（平成 18 年厚生労働省令第 34 号）第 128 条第 2 項の規定による地域密着型特定施設サービス計画

13　指定地域密着型サービスの事業の人員，設備及び運営に関する基準（平成 18 年厚生労働省令第 34 号）第 156 条第 2 項（第 169 条において準用する場合を含む）の規定による地域密着型施設サービス計画

14　指定地域密着型サービスの事業の人員，設備及び運営に関する基準（平成 18 年厚生労働省令第 34 号）第 181 条第 2 項の規定による居宅サービス計画，看護小規模多機能型居宅介護計画及び看護小規模多機能型居宅介護報告書

なお，法令等による作成や保存が定められている文書のうち，e- 文書法の対象範囲となっていない医療関係文書等については，例え電子化したとしても，その電子化した文書等を法令等による作成や保存が定められた文書として扱うことはできないため，別途作成・保存が義務付けられる。

3.2　8 章の対象となる文書等について

8 章は，『「診療録等の保存を行う場所について」の一部改正について』（平成 25 年 3 月 25 日付け医政発 0325 第 15 号・薬食発 0325 第 9 号・保発 0325 第 5 号厚生労働省医政局長・医薬食品局長・保険局長連名通知。以下「外部保存改正通知」という）で定められた下記の文書等を対象としている。

1　医師法（昭和 23 年法律第 201 号）第 24 条に規定されている診療録

2　歯科医師法（昭和 23 年法律第 202 号）第 23 条に規定されている診療録

3　保健師助産師看護師法（昭和 23 年法律 203 号）第 42 条に規定されている助産録

4　医療法（昭和 23 年法律第 205 号）第 46 条第 2 項に規定されている財産目録，同法第 51 条の 2 第 1 項に規定されている事業報告書等，監事の監査報告書及び定款又は寄附行為，同条第 2 項に規定されている書類及び公認会計士等の監査報告書並びに同法第 54 条の 7 において読み替えて準用する会社法（平成 17 年法律第 86 号）第 684 条第 1 項に規定されている社会医療法人債原簿及び同法第 731 条第 2 項に規定されている議事録

5　医療法（昭和 23 年法律第 205 号）第 21 条，第 22 条及び第 22 条の 2 に規定されている診療に関する諸記録及び同法第 22 条及び第 22 条の 2 に規定されている病院の管理及び運営に関する諸記録

6　診療放射線技師法（昭和 26 年法律第 226 号）第 28 条に規定されている照射録

7　歯科技工士法（昭和 30 年法律第 168 号）第 19 条に規定されている指示書

8　薬剤師法（昭和 35 年法律第 146 号）第 27 条に規定されている調剤済みの処方せん

9　薬剤師法第 28 条に規定されている調剤録

10　外国医師等が行う臨床修練に係る医師法第 17 条等の特例等に関する法律（昭和 62 年法律第 29 号）第 11 条に規定されている診療録

11　救急救命士法（平成 3 年法律第 36 号）第 46 条に規定されている救急救命処置録

12　医療法施行規則（昭和 23 年厚生省令第 50 号）第 30 条の 23 第 1 項及び第 2 項に規定されている帳簿

13　保険医療機関及び保険医療養担当規則（昭和 32 年厚生省令第 15 号）第 9 条に規定されている診療録等

14 保険薬局及び保険薬剤師療養担当規則（昭和32年厚生省令第16号）第6条に規定されている調剤済みの処方せん及び調剤録

15 臨床検査技師等に関する法律施行規則（昭和33年厚生省令第24号）第2条の3に規定されている書類

16 歯科衛生士法施行規則（平成元年厚生省令第46号）第18条に規定されている歯科衛生士の業務記録

17 高齢者の医療の確保に関する法律の規定による療養の給付の取扱い及び担当に関する基準（昭和58年厚生省告示第14号）第9条に規定されている診療録等

18 高齢者の医療の確保に関する法律の規定による療養の給付の取扱い及び担当に関する基準第28条に規定されている調剤済みの処方せん及び調剤録

なお，調剤録（薬剤師法第28条第2項に基づき調剤録への記入が不要とされた場合の調剤済み処方せんを含む）の保存については，薬局開設者の責任とされており，外部保存を行う場合についても従前と同様に薬局開設者の責任において行う必要がある。（略）

3.3 紙の調剤済み処方せんと調剤録の電子化・外部保存について

紙の調剤済み処方せん（薬剤師法第28条第2項に基づき調剤録への記入が不要とされた場合の調剤済み処方せんを含む）の電子化については，紙の処方せんに記名押印又は署名を行い調剤済みとしたものを9章に示す方法により電子化することとなる。紙の処方せんを薬局で受け取った場合，調剤済みとなるまでは電子化したものを原本としてはならない（誤った運用例：薬局で紙の処方せんを受け付けた時点で電子化し，それを原本として調剤を行い，薬剤師の電子署名をもって調剤済みとする等）。

なお，調剤終了時までは特段の問題なく経過した処方せんであっても，その後に内容の修正が発生することを完全には否定できない（例：記載事項を確認したものの修正を忘れた場合等）。そのため，一旦電子化した紙の調剤済み処方せんであっても，その修正が発生する可能性がある。

この場合，既に電子化された紙の調剤済み処方せんに対して，過去の電子署名の検証が可能な状態を維持する形で，電子的に修正を実施し，薬剤師の電子署名を付すことが必要となる。なお，電子処方せんを（電子的な）調剤済み処方せんとした場合には7章を，さらにそれを外部保存する場合には，8章を参照されたい。

3.4 取扱いに注意を要する文書等

3.1章に示した文書等のほか，医療において個人情報の保護について留意しなければならない文書等には，①施行通知には含まれていないものの，e-文書法の対象範囲で，かつ患者の個人情報が含まれている文書等（麻薬帳簿等），②法定保存年限を経過した文書等，③診療の都度，診療録等に記載するために参考にした超音波画像等の生理学的検査の記録や画像，④診療報酬の算定上必要とされる各種文書（薬局における薬剤服用歴の記録等）等がある。

これら①～④に示した文書等については，（略），バックアップ情報等を含め，それらを破棄せず保存している限りは，7章及び9章に準じて取り扱う必要がある。

なお，「9.5（捕捉）運用の利便性のためにスキャナ等で電子化を行うが，紙等の媒体もそのまま保存を行う場合」も，適宜参照されたい。また，3.2章に示す文書等がその法定保存年限を経過する等の事由によって，施行通知や外部保存改正通知の対象外となった場合にも，外部保存を実施（継続）する場合には，8章に準じて取り扱わなければならない。

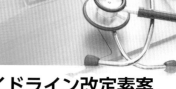

資料3

医療情報システムの安全管理に関するガイドライン改定素案 (第 5.1 版)に関して

　厚生労働省は，医療情報システムの安全管理に関するガイドライン第 5 版を第 5.1 版として改訂作業中である。ガイドライン改定素案（第 5.1 版）[17] の改訂履歴のなかで，以下のように解説している。

　概要は「医療情報システムの安全管理に関するガイドライン改定素案概要（令和 2 年 3 月）」[18] を参照のこと。

＊　　　　　＊　　　　　＊

　医療機関等を対象とするサイバー攻撃の多様化・巧妙化，スマートフォンや各種クラウドサービス等の医療現場での普及，各種ネットワークサービスの動向への対応として，関連する 4 章，6 章等の改定を行った。

　また，各種ガイドラインとの整合性の確保や近時の個人情報に関する状況等への対応として，6 章，8 章の改定を行った。

　4 章では，クラウドサービスの概要を示すとともに，これを利用した場合の責任分界の考え方や，複数の事業者を利用する場合の責任分界の考え方を示すため，「4.3 例示による責任分界点の考え方の整理」に追記等を行った。

　6 章では，リスク分析を行う際に，管理されていない機器やソフトウェア，サービス等の利用等のリスクを考慮するために，「6.2.3 リスク分析」に追記等を行った。

　また，近時のサイバー攻撃などへの対応に求められる措置として，ネットワークの監視等の管理に関する措置やネットワークの構築のあり方，外部からのデータ取り込みにおける対応措置等の必要性について，「6.5 技術的安全対策」及び「6.11 外部と個人情報を含む医療情報を交換する場合の安全管理」に追記を行った。

　医療情報システムにおける利用者認証について，第 5 版において示した二要素認証導入を促す方針をさらに進めるため，「6.5 技術的安全対策」の B 項及び C 項の改定を行った。

　また，暗号鍵の管理に関する内容も新規に規定し，「6.5 技術的安全対策」に追記を行った。

　サイバー攻撃を含む非常時の体制整備の観点から，非常時の体制構築に関する内容や，平常時における教育・訓練，サイバー攻撃等が生じた場合の通報等を示すため，「6.10 災害，サイバー攻撃等の非常時の対応」に追記等を行った。

　8 章では，外部保存における受託事業者に関して，行政機関等が設置するデータセンターと，民間事業者が設置するデータセンターに関する選定のあり方について，考え方及び要求事項を統合するために，「8.1.2 外部保存を受託する事業者の選定基準及び情報の取扱いに関する基準」の改定を行った。併せて，受託事業者の選定に関して，Cookie 等の取扱いに関する事項や，受託事業者に対する国内法の適用，求められる認証や提供すべきセキュリティ情報などに関する内容を示すため，「8.1.2 外部保存を受託する事業者の選定基準及び情報の取扱いに関する基準」に追記を行った。

　その他，分かりやすさの観点から，全般的な表現の修正を行った。

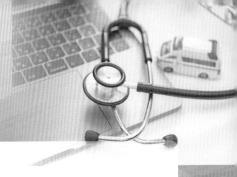

3省2ガイドラインについて

　本書校正中の 2020 年 8 月 21 日，内閣官房内閣サイバーセキュリティセンター（NISC）が，「医療情報を取り扱う情報システム・サービスの提供事業者における安全管理ガイドライン」[23] を公表（総務省，経済産業省）した。医療情報システムの安全管理に関するガイドラインと関連するので参考とされたい。

　「医療情報システムの安全管理に関するガイドライン」は医療機関等を対象としており，対応する事業者向けガイドラインとして従来以下 2 ガイドラインが公表されていた。

・医療情報を受託管理する情報処理事業者における安全管理ガイドライン（経済産業省）
・クラウドサービス事業者が医療情報を取り扱う際の安全管理に関するガイドライン（総務省）

　本日，2 つの事業者向けガイドラインを統合したガイドラインが，総務省および経済産業省より公表された（いわゆる 3 省 3 ガイドラインから，3 省 2 ガイドラインとなる）。
　医療機関等から医療情報システム等の構築運用等を受託する事業者は本ガイドラインに準じて安全管理措置を講じていくこととなる。

　「医療情報を取り扱う情報システム・サービスの提供事業者における安全管理ガイドライン」（案）に対する意見募集の結果及び当該ガイドラインの公表
　https://www.soumu.go.jp/menu_news/s-news/01ryutsu18_02000001_00004.html

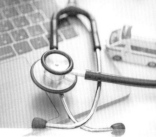

資料5

医療情報を取り扱う情報システム・サービスの提供事業者における安全管理ガイドラインについて

医療情報を取り扱う情報システム・サービスの提供事業者における安全管理ガイドライン[23]が2020年8月に公表された。その概要を,「本ガイドラインの構成」として記述している。

本ガイドラインの全体構成は以下のとおり。

第1章では,本ガイドラインの策定の経緯や目的,策定方針について記載した。

第2章では,本ガイドラインが対象とする事業者及び想定される主要な医療情報システム等の提供形態について記載した。

第3章では,医療情報の安全管理に関する義務・責任として,事業者に求められる義務と責任の考え方について整理している。ここでは,医療情報システム等のライフサイクルを整理し,想定される義務と責任について記載した。

第4章では,医療機関等への情報提供と合意形成の対象について記載している。事業者は自らのリスク分析結果に基づく対応策について,医療機関等に対して情報提供した上で,合意形成を行うことが求められる。本章では,この際の考え方について記載した。

第5章では,安全管理のためのリスクマネジメントプロセスとして,リスクマネジメントの実践による対策決定のための手順を記載している。また,医療情報システム等の提供形態に応じたリスクアセスメントとリスク対応の実施例を記載した。

第6章では,制度上の要求事項として,第5章にて記載したリスクマネジメントに基づく対応とは別に,法令等の制度上の要求事項への遵守の観点から,事業者に対して一律の対応を求める事項を記載した。

また,本ガイドラインでは,第4章に基づく医療機関等との情報提供と合意形成にあたって活用することを想定した「別紙1 サービス仕様適合開示書及びSLAの参考例」(以下,「別紙1」という)および第5章に基づくリスクマネジメントの実践において事業者が確認する内容として,「別紙2 旧ガイドラインにおける対策項目一覧と医療情報安全管理ガイドラインの対応表」(以下,「別紙2」という)を用意している。

参考文献

1．飯田修平・成松亮編著：電子カルテと業務革新　医療情報システム構築における業務フローモデルの活用，篠原出版新社，2005（普及版　2008）
2．全日本病院協会　医療の質向上委員会 医療 IT の今後検討プロジェクト：医療 IT の今後に関する提言　〜 特に相互運用性に関して〜，全日病ニュース　2019 年 9 月 15 日号
　https://www.ajha.or.jp/news/backnumber/pdf/2019/190915.pdf
3．飯田修平，永井庸次，長谷川英重：（鼎談）「医療ＩＴの今後に関する提言」をめぐって，全日病ニュース　2019 年 9 月 15 日号
　https://www.ajha.or.jp/news/backnumber/pdf/2019/191001.pdf
4．厚生労働省：「診療に関する情報提供等の在り方に関する検討会」報告書，2003
　http://www.mhlw.go.jp/shingi/2003/06/sO610-2a.html
5．日本医師会：診療情報の提供等に関する指針第 2 版，2002
　https://www.med.or.jp/nichikara/joho2.pdf
6．全日本病院協会医療の質向上委員会編著：標準的診療記録作成の手引き，じほう，2002
7．東京都病院協会：「診療情報管理」立ち上げの手引き，2003
8．全日本病院協会医療の質向上委員会編著：標準的診療記録作成・管理の手引き，じほう，2004
9．飯田修平編著：診療記録鑑査の手引きー医師，看護師等の諸記録チェックマニュアルー，医学通信社，2013
10．飯田修平，長谷川友紀編著：医療安全管理体制相互評価の考え方と実際　規模別・機能別に適用できる標準的相互評価点検表，メディカ出版，2018
11．医療機能評価機構：病院機能評価　本体審査　機能種別版評価項目 <3rdG:Ver2.0>
　https://www.jq-hyouka.jcqhc.or.jp/accreditation/outline/hospital_type//
12．東京都福祉保健局：東京都病院自主管理チェックリスト（令和 2 年 4 月 20 日）
　https://www.fukushihoken.metro.tokyo.lg.jp/iryo/kanri/checklist.html
13．厚生労働省：令和 2 年度版死亡診断書（死体検案書）記入マニュアル
　https://www.mhlw.go.jp/toukei/manual/dl/manual_r02.pdf
14．厚生労働省：適時調査実施要綱等（令和 2 年 4 月版）
　https://www.mhlw.go.jp/seisakunitsuite/bunya/kenkou_iryou/iryouhoken/shidou_kansa_jissi.html
15．厚生労働省：医療法第 25 条第 1 項の規定に基づく立入検査要綱（令和元年 7 月）
　https://www.ajha.or.jp/topics/admininfo/pdf/2019/190723_1.pdf
16．厚生労働省：医療情報システムの安全管理に関するガイドライン第 5 版（平成 29 年 5 月）
　https://www.mhlw.go.jp/file/05-Shingikai-12601000-Seisakutoukatsukan-Sanjikanshitsu_Shakaihoshoutantou/0000166260.pdf
17．厚生労働省：医療情報システムの安全管理に関するガイドライン改定素案（第 5.1 版）（令和 2 年 5 月）
　https://www.mhlw.go.jp/content/10808000/000613021.pdf
18．厚生労働省：医療情報システムの安全管理に関するガイドライン改定素案概要（令和 2 年 3 月）
　https://www.mhlw.go.jp/content/10808000/000613001.pdf
19．総務省：平成 24 年版 情報通信白書
　https://www.soumu.go.jp/johotsusintokei/whitepaper/ja/h24/html/nc114850.html
20．民間事業者等が行う書面の保存等における情報通信の技術の利用に関する法律
　https://elaws.e-gov.go.jp/search/elawsSearch/elaws_search/lsg0500/detail?lawId=416AC0000000149
21．厚生労働省の所管する法令の規定に基づく民間事業者等が行う書面の保存等における情報通信の技術の利用に関する省令
　https://elaws.e-gov.go.jp/search/elawsSearch/elaws_search/lsg0500/detail?lawId=417M60000100044
22．医療機能評価機構：病院機能評価（高度・専門機能）の概要（2019 年 3 月）
　https://www.jq-hyouka.jcqhc.or.jp/wp-content/uploads/2019/03/koudosennmonn_gaiyou.pdf
23．経済産業省：医療情報を取り扱う情報システム・サービスの提供事業者における安全管理ガイドライン（令和 2 年 8 月）
　https://www.meti.go.jp/press/2020/08/20200821002/20200821002-3.pdf

【編著】

飯田修平

公益財団法人東京都医療保健協会練馬総合病院　理事長・院長
医療の質向上研究所　所長

柳川　達生

公益財団法人東京都医療保健協会練馬総合病院　副院長
医療の質向上研究所　主任研究員

【執筆】

公益財団法人東京都医療保健協会
練馬総合病院診療記録監査プロジェクト構成員

【電子カルテ版】

診療記録監査の手引き　　　　※定価は裏表紙に
　　　　　　　　　　　　　　　　表示してあります

2020 年 10 月 8 日　第 1 版第 1 刷発行
2023 年 5 月 24 日　第 1 版第 2 刷発行

編　著　飯田　修平
　　　　柳川　達生
発行者　小野　章
発行所　医学通信社

〒 101-0051　東京都千代田区神田神保町 2-6　十歩ビル
TEL 03-3512-0251（代表）
FAX 03-3512-0254

https://www.igakutushin.co.jp
※　弊社発行書籍の内容に関する追
加情報・訂正等を掲載しています。

装丁デザイン：華本　達哉
印刷・製本：株式会社　シナノ

落丁，乱丁本はお取り替えいたします。
ISBN978-4-87058-818-9

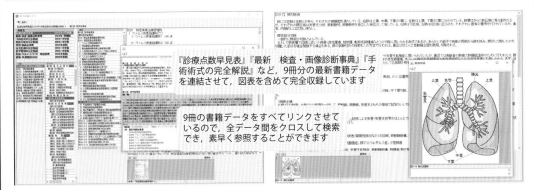

★2022年改定から2040年へ激変する医療制度と診療報酬──感染症医療体制の構築，働き方改革，地域包括ケアと地域医療構想，ICT推進，アウトカム評価など，最新の動向を的確にキャッチ‼

★①最適の診療報酬請求と施設基準選択，②効率的な経営マネジメントと組織活性化，③医療の質と患者サービスの向上，④請求もれ・査定減ゼロ──など，あらゆるノウハウと実務知識を満載‼

★2022年4月改定後の告示・通知・事務連絡もすべて掲載し，2022年10月改定や2023年4月からの特例措置等の内容もわかりやすく解説。新型コロナ特例措置の変更点や，オンライン資格確認・働き方改革などの行方についても詳しく解説しています。最新情報とノウハウを月1冊に凝縮した，実務に役立つ医療総合誌です‼

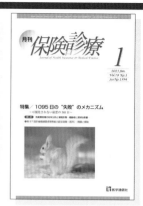

■A4判／約120頁
■フルカラー／2色刷

月刊 保険診療
Journal of Health Insurance & Medical Practice

12月号付録

2022年改定から2040年に向けたマネジメントと実務ノウハウを満載‼

本誌特集

- ③2022年改定──全詳報＆シミュレーション
- 【別冊】診療報酬BASIC点数表2022
- ④⑤診療点数早見表2022年4月版
- ⑥2022年改定"完全攻略"マニュアル〔Ⅰ〕
- ⑦2022年改定"完全攻略"マニュアル〔Ⅱ〕
- ⑧わからないこと講座 2022
- ⑨"ブランディング"の全技術
  2022年10月診療報酬改定・全詳報
- ⑩"施設基準"のリフォーム事例集
- ⑪"処遇改善"スタートアップ！
- ⑫"SWOT分析"で経営を見直す！
- 【付録】医療＆介護ハンドブック手帳2023
  【2023年】(予定含む)
- ①1095日の"失敗"のメカニズム
- ②接遇・マナー改善の"12"メソッド
- ③"効率化"を最適化する
- ④"医療DX"総まとめ

本誌の主な連載

日本の元気な病院＆クリニック…先進的な経営事例を徹底取材
視点…医療界キーパーソンの提言・異論・卓説を毎回読み切り掲載
DATA分析"特別捜査官"…各種DATA分析のノウハウを明快解説
病院＆クリニック経営100問100答…経営改善ノウハウQ＆A
こうして医療機関を変えてきた…病医院改革成功の秘訣とは？
NEWS縦断…医療界の最新動向から2025年改革をナビゲート
プロの先読み・深読み・裏読みの技術…制度と経営戦略の指標
実践DPC請求Navi……病名選択・請求点検の事例解説
パーフェクト・レセプトの探求…100％請求実現マニュアル
レセプト点検の名探偵…隠れた請求ミスを推理するプロの目
点数算定実践講座…カルテからレセプト作成までを事例解説
カルテ・レセプトの原風景…全診療行為のディテール再現
医療事務Openフォーラム…現場の画期的取組み等を紹介
オールラウンドQA……点数算定の疑義解釈に明快に解答
読者相談室…保険診療のあらゆる疑問に答える完全Q＆A

■お申込みはHP・ハガキ・電話・FAXで，何月号から購読されるかお知らせ下さるだけでOK。
■希望者には見本誌をお送りいたします。

■価格：1,800円(税込1,980円)
■定期購読(送料無料)　半年：10,800円(税込11,810円)
　　　　　　　　　　　　1年：21,600円(税込23,760円)

★口座引落による1年契約には割引特典(1割引)→1年：19,440円(税込21,384円)

※　診療報酬改定年の3月号(別冊『診療報酬BASIC点数表』)／4・5月合併号(『診療点数早見表』)は特別価格(税込4,180円／4,950円)となりますが，定期購読の場合は定期購読料のみで，差額分はサービス(無料)となります。

【ご注文方法】①HP・ハガキ・FAX・電話等でご注文下さい。②振込用紙同封で書籍をお送りします(料金後払い)。③または書店にてご注文下さい。

〒101-0051 東京都千代田区神田神保町2-6 十歩ビル
tel.03-3512-0251　fax.03-3512-0250
ホームページ https://www.igakutushin.co.jp

医学通信社